LA

SANTÉ GARANTIE

OU L'ART

DE PRÉVENIR LES MALADIES,

CONNAITRE QUELS SONT LES CAS QUI RÉCLAMENT LE MÉDECIN,

LES PREMIERS SECOURS QUE CHACUN PEUT DONNER,

LES MEILLEURS REMÈDES POUR TOUT CE QUE L'ON PEUT TRAITER

SOI-MÊME;

EN OUTRE :

LES PLUS INTÉRESSANTS RENSEIGNEMENTS SUR LES MÉDICAMENTS,

SUR LA PURGATION, LA DÉPURATION, LES SAIGNÉES, LES EXUTOIRES,

L'ORGANISATION DU CORPS ET LES FONCTIONS VITALES,

LE CÉLIBAT ET LE MARIAGE,

LES NOURRICES,

etc., etc.

PAR

PERROT FRÈRES

L'UN MEMBRE DE L'ENSEIGNEMENT PRIMAIRE.

PREMIÈRE ÉDITION.

Prix : 1 fr. 25 cent.

Besançon. — Imprimerie Dodivers, Grande-Rue, 87.

1871

LA
SANTÉ GARANTIE

OU L'ART

DE PRÉVENIR LES MALADIES,
CONNAITRE QUELS SONT LES CAS QUI RÉCLAMENT LE MÉDECIN,
LES PREMIERS SECOURS QUE CHACUN PEUT DONNER,
LES MEILLEURS REMÈDES POUR TOUT CE QUE L'ON PEUT TRAITER
SOI-MÊME;

EN OUTRE :

LES PLUS INTÉRESSANTS RENSEIGNEMENTS SUR LES MÉDICAMENTS,
SUR LA PURGATION, LA DÉPURATION, LES SAIGNÉES, LES EXUTOIRES,
L'ORGANISATION DU CORPS ET LES FONCTIONS VITALES,
LE CÉLIBAT ET LE MARIAGE,
LES NOURRICES,
etc., etc.

PAR

PERROT FRÈRES

L'UN MEMBRE DE L'ENSEIGNEMENT PRIMAIRE.

PREMIÈRE ÉDITION.

Prix : 1 fr. 25 cent.

Besançon. — Imprimerie Dodivers, Grande-Rue, 87.

1871

Pour toute correspondance ou toute affaire concernant ce présent ouvrage, il suffira de s'adresser à l'aîné des auteurs :

PERROT, Claude-Joseph, dit *Perrot-Léon*, négociant à Bussières (Haute-Saône).

AVANT-PROPOS.

Animés du désir de nous rendre utiles, nous avions surtout pour objet de nous occuper de la santé des humains.

Notre intention fut d'enseigner sommairement toutes les connaissances médicales les plus généralement intéressantes, et de les propager sur le plus large espace possible. Nous dûmes décider de rédiger, pour ensuite l'offrir au public, un précis d'hygiène, de médecine et de pharmacie populaires, avec toutes les notions ultérieures pouvant ajouter à l'importance de l'ouvrage.

Au moyen de ce présent manuel, toute personne intelligente est à même de prolonger ses jours, en protégeant sa santé ; se traiter à propos dans les maladies les plus simples et les plus communes, et se donner les premiers soins dans les accidents graves; exercer, en pareilles occasions, le devoir ou la charité envers ses semblables ; connaître les symptômes ou signes caractéristiques des maladies sérieuses, les divers cas qui réclament, plus ou moins impérieusement, la présence du médecin; savoir préparer convenablement, et avec économie, les plus essentiels des médicaments que chacun peut impunément manier.

Un tel livre nous semble appelé à rendre d'immenses services, prévenir une foule de maux, et nous paraît devoir répondre aux inspirations des hommes les plus compétents à ce sujet.

————··∞··————

joint au maire.
cien notaire

LA SANTÉ GARANTIE

1.

Affections ou maladies chroniques.
Altération du sang.

On donne le nom de maladies chroniques à toutes celles qui sont sans fièvre forte, et qui tendent à traîner en longueur. Parmi les maladies chroniques se trouvent la perversion d'ancienne date dans les fonctions vitales, l'état général de mauvaise santé habituelle, les névroses, le mal caduc, les palpitations, la migraine, les pâles couleurs, les ulcères, certaines dartres.

Dans toute maladie sérieuse, et plus particulièrement dans les maladies chroniques, le sang a subi quelque genre d'altération. D'autres

vérités, pouvant trouver place après celle que
nous venons d'émettre, et qu'on a également
rendues évidentes par les plus savantes dé-
monstrations, sont que le sang ne peut être
altéré sans que les autres fluides le soient
aussi; que, dans l'altération du sang et des
humeurs, c'est souvent qu'il y aurait des produits mauvais ou malsains qui se seraient
accumulés çà et là dans l'organisme, notamment dans les intestins, l'estomac, les bronches,
le foie.

Il peut se trouver que les humeurs nuisibles
consistent dans l'altération ou la surabondance
du fluide muqueux. Elles seraient parfois dé-
posées par la circulation d'un sang dans lequel
elles étaient contenues.

L'imperfection de sang peut tenir à une
alimentation défectueuse. — (La défectuosité
en ce qui concerne l'alimentation ne consiste
pas seulement dans le manque de quantité ou
de qualité des aliments que l'on consomme;
mais elle peut aussi être due à une mauvaise
digestion. — Une des fréquentes causes de

mauvaise digestion habituelle serait l'état sa-
burral des voies digestives; car les aliments,
même les meilleurs, qui seraient digérés dans
une couche d'ordures glaireuses, ne peuvent
évidemment donner qu'un chyle imparfait et,
par suite, une hématose vicieuse. — On appelle
hématose la conversion du chyle en sang.) —
Le mauvais état du sang peut encore être dû à
la répercussion ou rentrée de sueurs, dartres
ou autres éruptions, ou à la suppression d'é-
coulements ayant duré un certain temps. Il
peut arriver aussi que l'altération du sang pro-
vienne de quelque échauffement, de l'abus des
boissons ou de tout autre genre d'excès, de
tous actes quelconques qui, tout en compro-
mettant la santé et la vie du corps, soient de
nature à défigurer l'âme aux yeux de son Créateur. Les chagrins, les bouleversements, toutes
les impressions morales quelconques, si elles
sont profondes, soit violentes ou prolongées,
sont à ajouter au nombre des causes de l'altération du sang. — (Le corps et l'âme sont si
étroitement unis que l'un d'eux, quel qu'il soit,

ne saurait souffrir sans que l'autre en ressente le contre-coup.)

Les recherches d'une foule d'autorités les plus importantes, entre autres MM. Andral, Becquerel, Caseaux, Gavarret, Régnault, Rodier, suffiraient à établir que tous les malaises ou phénomènes morbides se produisent et s'entretiennent par l'altération ou l'appauvrissement du sang; que d'un mauvais état de ce liquide, il peut s'ensuivre les plus grands désordres, lesquels, quoique émanant du sang, ne lui sont point imputables. Dire que le sang peut causer du mal est une expression juste dans un sens, mais qui donne une idée la plus fausse. — On a eu raison d'exposer que le sang ne saurait être, à la fois, source de bien et de mal, de force et de faiblesse, de santé et de maladie. — Si donc le sang cause des disgrâces, c'est parce qu'il ne réunit pas toutes les conditions naturelles.

Lorsque l'imperfection de sang date de loin, les muscles, et en général tous les constituants de l'organisme, si longtemps pénétrés, parcourus, nourris et entretenus par un liquide défaillant, sont, comme lui, dans la langueur et le dépérissement. Et, pour ramener l'harmonie, il faut comme refaire la constitution : il faut régénérer le sang.

Aucune maladie ne doit être abandonnée à la vertu du hasard. Il ne faut pas non plus trop espérer dans le secours de la nature. — Un arbre presque arraché ou sensiblement déraciné n'a évidemment pas grande ˙ nce de se rétablir de lui-même. — Le has l, n'étant rien, ne peut donner aucun résultat. Il n'y a pas d'effet sans cause. Et, pour ce qui est de la nature, si elle est abandonnée à ses seuls efforts, c'est le plus souvent qu'elle est impuissante à triompher des maladies. — Les médecins admettent que la nature peut quelquefois se suffire à elle-même ; mais ils s'accordent à convenir que, au lieu de laisser le mal s'invétérer, devenir plus opiniâtre et fréquemment incurable, il faut exercer un traitement, et toujours de préférence ce qui viendrait le plus directement en aide aux moyens que la nature sait fournir.

Parmi les maladies chroniques, beaucoup réclament des remèdes particuliers, que nous aurons soin de mentionner dans ce livre à chaque cas où il y aura lieu. Mais toutes peuvent recevoir l'application d'un traitement général, tendant à reconstituer le sang.

RÉGÉNÉRATION DU SANG. — On suivra le meilleur régime hygiénique possible. — (Pour avoir, en fait d'hygiène, suffisamment de renseignements, on consultera, ci-après, nos chapitres 4, 5, 11, 56, 65, 75, 84, 89, 90, 91 et 99.)

De tous les moyens hygiéniques, dans les maladies chroniques, le plus essentiel est une bonne nourriture. Il s'agit d'enrichir le sang de matériaux neufs ou reconstituants, qu'il transmettra constamment partout dans sa course, tout en acquérant lui-même plus de force et de vitalité, et devenant plus actif à se débarrasser, par les voies d'excrétion, de tout ce qu'il renferme d'usé, d'inutile ou de nuisible.

Il est certains cas où la nourriture a besoin d'être aidée par les ferrugineux. — (Voir le chapitre 48.)

Et, attendu qu'aucune maladie ni indisposition chronique passive n'est sans source fébrile, on pourrait, dans tous les cas, essayer l'usage des fébrifuges. — (Voir le chapitre 49.)

Tout en fortifiant le sang, secondant son action naturellement stimulante, on aurait, dans la plupart des cas, soit à modifier ou expulser des principes ou des produits d'humeurs viciées, ou à évacuer une surabondance d'humeurs en excès. — (Voir les chapitres 34 et 85.)

Quelle que soit l'affection chronique à laquelle on ait affaire, on peut se croire en voie de guérison, non si l'on éprouve un soulagement automatique ou momentané, qui n'offre rien de positif; mais on ne doit compter sur un amendement réel qu'autant que l'état général de santé s'améliore d'une manière sensible.

Si l'on n'avait à agir que sur le sang, sur les humeurs, le traitement se prolongerait rarement au delà de quelques semaines. Mais s'il faut rétablir la constitution ou le tempérament, on n'y parviendrait guère avant plusieurs mois. Quoi qu'il en soit, on se rappellera qu'une marche raisonnée et persévérante arrive toujours mieux au but qu'une précipitation insolite, une brusquerie entremêlée de découragements.

2.

Affections nerveuses.

Les affections ou maladies nerveuses se divisent en deux catégories : névralgies et névroses.

On appelle névralgie une douleur vive et bien prononcée, qui se produit à un endroit quelconque du trajet d'une branche nerveuse, n'occasionne ni chaleur, ni rougeur, ni gonflement, et revient par accès.

Les névroses se reconnaissent à des désordres dans les fonctions, sans lésions sensibles de structure; ou à des diminutions, sinon l'abolition, du mouvement et du sentiment dans certains organes; ou à une sorte de stupeur générale.

C'est surtout dans les moments où les maladies nerveuses semblent vouloir céder, donnent quelque trêve au malade, que les remèdes doivent être mis en usage.

Il est certaines maladies nerveuses à propos desquelles nous avons dû former des chapitres spéciaux, détaillés. Mais ce dont nous allons parler ici nous paraît se rapporter assez directement au titre collectif du présent chapitre.

Dans toutes les névralgies, on pourrait essayer l'usage d'essence de térébenthine : soit, par exemple, 6 à 10 gouttes chaque fois, deux ou trois fois par jour, à prendre sur du sucre ou dans de l'eau sucrée.

Lorsqu'il s'agit d'apaiser une crise nerveuse, rien de mieux et de plus prompt que de faire avaler toutes les quelques minutes soit une cuillerée à café de sirop d'éther, soit une cuillerée d'eau sucrée contenant 6 à 10 gouttes d'éther sulfurique. Chaque fois qu'un accès commence, on peut présenter sous les narines, et le laisser ainsi quelques secondes, un flacon d'éther.

1*

Si l'on avait à traiter les crampes de l'estomac ou des intestins, on pourrait, pendant 5 à 8 minutes, faire des frictions locales continues, mais légères, au moyen d'un mélange fait de trois ou quatre cuillerées d'huile camphrée pour une demi-cuillerée d'éther. — (A propos de l'emploi de l'éther, voir le chapitre 45.)

Pour les crampes du mollet, on peut se coucher et étendre la jambe, et appuyer fortement l'endroit douloureux sur une branche de bois ou un barreau de fer, l'un ou l'autre tourné en travers, et séparé de la jambe soit par un matelas ou par une épaisse couverture de lit. — (Voir, de plus, le chapitre 36.)

3.

Aigreurs.

Indispositions et maladies d'estomac.

On peut passer les aigreurs en prenant, dans une cuillerée d'eau sucrée ou de bouillon, une pincée soit de magnésie calcinée, soit d'un mélange fait avec cette magnésie et autant de rhubarbe, l'une et l'autre en poudre.

Pour les aigreurs, comme pour toute autre maladie ou indisposition de l'estomac, la chose essentielle est de se reporter à la cause. — (Voir les chapitres 2, 5, 13, 61, 66 et 98.)

Les personnes sujettes aux indispositions d'estomac peuvent prendre des pastilles de Vichy, du charbon végétal. — (Voir le chap. 21.)

4.

Air respiré.

L'air est le composé des éléments de la respiration ; et la respiration, c'est la vie. La respiration est un échange de principes qui s'effectue sans cesse entre l'air et tout être vivant, soit animé ou inerte.

On sait que, dans toutes les langues, respirer signifie vivre ; comme expirer signifie mourir.

On assure que l'existence humaine serait moins compromise par deux jours sans aliments ni sommeil, que par deux minutes sans respiration.

La respiration n'est efficace qu'autant qu'un bon air environne le corps, et trouve, dans l'organe respiratoire, un accès parfaitement libre.

L'air respiré vaut mieux sec que sensiblement humide; il vaut mieux pesant que trop léger, et infiniment mieux froid que plus chaud de 10 à 12 degrés centigrades.

On a constaté qu'une personne peut, par le seul effet de la respiration, vicier en une heure plusieurs mètres cubes d'un air renfermé, c'est-à-dire d'une atmosphère qui ne saurait se renouveler.

Toute atmosphère deviendrait irrespirable dès qu'elle arriverait à ne plus contenir 13 pour 100 d'oxygène, ou à contenir 30 pour 100 d'acide carbonique.

Plus une atmosphère devient pauvre d'oxygène, que ce gaz soit absorbé par la respiration, par des combustions, des fermentations ou des fleurs, par des dissipateurs quelconques, plus aussi cet air acquiert d'acide carbonique, qui est un composé d'oxygène et de carbone gazeux.

Par la raison qu'il pèse environ une fois et

demie autant que l'air, l'acide carbonique s'accumule dans les lieux bas et souterrains ; tel qu'on l'observe, par exemple, à la Grotte-du-Chien, à la Vallée-Empoisonnée (lieux dangereux dont le premier se trouve près de Naples, et l'autre à Java).

Si, dans un air non renouvelable, l'oxygène est abondamment dissipé, l'éclat des flammes qui pourraient se trouver dans cette atmosphère diminue rapidement ; et le feu finit par s'éteindre un peu avant que l'air soit asphyxiant. Toutefois, si l'acide carbonique était produit, en tout ou en majeure partie, par du charbon allumé, cet acide, ainsi brûlé, serait devenu oxyde de carbone, et l'asphyxie pourrait être produite avant que le feu s'éteignît.

Les pluies, les orages et les vents, lavant l'air et le faisant circuler, le purifient d'une manière générale.

A mesure que des dissipateurs quelconques d'oxygène viennent altérer l'air d'une pièce habitée, cet air doit être renouvelé autant que possible, soit au moyen d'une porte, d'une fenêtre ou d'un vasistas laissé ouvert.

On s'exposerait au mal de tête en respirant un air fortement chauffé par un poêle. Le danger serait moindre s'il y avait sur ce poêle un vase contenant assez d'eau pour donner notablement de vapeur.

Lorsqu'on veut entrer dans une cuve où il y a beaucoup de vendange en fermentation, dans un puits ou une grotte, il est prudent de ne s'y introduire que dans le cas où une lampe y reste allumée. Si elle s'y éteignait, on aurait à assainir cette atmosphère, en produisant de l'oxygène ou en absorbant l'acide carbonique. — (On produit de l'oxygène par différents moyens, dont le plus simple consiste à brûler du soufre ou du nitre. On absorbe l'acide carbonique par l'intervention des bases, notamment de la chaux, que l'on peut délayer dans de l'eau, sinon il serait bon de la mélanger à un peu de sulfate de soude, par lequel elle serait tenue constamment humide, et rendue ainsi plus absorbante.)

5.

Aliments. Nutrition. Repas.

Une nourriture animale, ou nourriture de chair, développe plus de chaleur que le régime maigre. La chair qui est dure, ferme, bien rouge, qui est ainsi très riche en fibrine, est la plus nourrissante.

La santé souffrirait d'un usage immodéré ou trop habituel de viandes, et surtout si ce sont des viandes salées, fumées ou desséchées. — Il serait bien suffisant d'user de viande quelconque une fois par jour seulement. — Le maigre prescrit par l'Eglise est favorable à la santé. Car l'usage constant d'une nourriture en gras tend puissamment à échauffer le corps, à favoriser le développement de toutes sortes de maladies. — Le maigre convient surtout au printemps, pour amoindrir l'état de surexcitation qu'éprouve tout être à cette saison.

Les aliments les plus nourrissants qui viennent après les viandes sont les soupes et autres potages au gras, les œufs, les fromages, le beurre.

On sait que le pain est le premier et le plus essentiel de tous les aliments.

La pomme de terre est très nourrissante. Prise au repas du soir, elle favorise le sommeil, ayant ainsi, sous ce rapport, un effet tout opposé à celui de l'artichaut cuit.

Le sel est le premier de tous les condiments, le plus utile à la digestion.

Le vin rouge est la meilleure de toutes les boissons fermentées ; c'est le premier des toniques et des cordiaux ; c'est l'aliment le plus actif à animer non-seulement les fonctions du corps, mais à réveiller aussi celles de l'esprit.

Quant au vin blanc et aux eaux-de-vie, ce sont là des spiritueux qui ont aussi leur utilité et leurs applications. Mais, comme lesdites boissons influent vivement sur les nerfs, en s'attaquant d'abord à la fibre nerveuse de l'estomac, il ne faut user de vin blanc ou d'eau-de-vie qu'avec la plus grande modération. Et c'est surtout si on a l'habitude de les prendre

le matin à jeun que ces boissons, si on en
abuse, peuvent délabrer en peu de temps les
estomacs même les meilleurs.

Le cidre, lorsqu'il n'est ni trop nouveau, ni
trop vieux, ni aigre, ni d'une âpreté trop sensible, est une boisson saine, et qui enivre moins
promptement que le vin. — L'ivresse que cause
le cidre est plus longue que celle donnée par
le vin, et, en ce qu'elle est ainsi plus longue,
elle est aussi plus funeste.

Il est peu d'estomacs qui s'accommodent
parfaitement des bouillies de farines. Ces aliments seraient contraires surtout aux tempéraments lymphatiques. — (On nomme lymphatiques les tempéraments en qui abonde la
lymphe, que l'on appelle aussi le mucus naturel
ou l'humide radical. — Le lymphatisme s'an-
nonce par la blancheur de la peau, la mollesse
et parfois une sorte de bouffissure des chairs,
le relâchement des fibres.)

Pour la salubrité des aliments, quels qu'ils
soient, on ne doit jamais les laisser refroidir,
ni même les déposer un certain temps dans des

ustensiles ou vases quelconques de cuivre non étamé, ou même de zinc. — (Un litre de vin blanc séjournant une heure dans un vase de zinc peut, dans bien des cas, dissoudre l'énorme quantité de plusieurs décigrammes d'oxyde de ce métal. — L'eau des toitures et des gouttières en zinc peut souvent contenir assez d'oxyde pour être fort insalubre.)

Un grand usage de vinaigre, de toute boisson trop acide ou de crudités quelconques nuit à la santé, peut amener l'amaigrissement, la jaunisse et une foule d'autres maux.

On doit éviter de boire de l'eau des mares, des fossés ou des lacs. Ces eaux sont rendues malsaines en ce que des végétaux et de petits animaux y naissent, y vivent et y meurent et finissent par s'y décomposer. En outre, dans les eaux stagnantes, on peut avaler des œufs de reptiles, des têtards et jusqu'à de petites sangsues.

Trop boire d'eau, et surtout si ce n'est pas en prenant les repas, cause des diarrhées, des dyssenteries et nombre d'autres maladies.

Boire de l'eau très froide ne peut que nuire, et principalement si l'on est en moiteur ou en sueur. Une transition de cette sorte peut congeler les fluides et en arrêter le cours; d'où les suites les plus funestes, notamment la fluxion de poitrine et autres fièvres aiguës, et même aussi la mort subite (soit mentionné ici comme victime le fils de François Ier).

Les fonctions de l'estomac seraient troublées, sinon interrompues, par un travail trop actif, par un exercice violent, par les bains.

On doit attendre l'appétit, le satisfaire tant qu'il est modéré, mais ne point le dépasser.

On a toujours recommandé la règle dans l'heure des repas, — et cela tout particulièrement pour les personnes sédentaires (les personnes qui ne sortent guère, qui prennent peu d'exercice). — Puis il faudrait toujours se retirer de table ayant encore de l'appétit.

6.

Alopécie, ou chute des cheveux.

Si la constitution individuelle est affectée, le plus essentiel est de la rétablir. — (Voir le chapitre 1er.)

Quant à l'endroit où il s'agit de faire repousser les cheveux, on peut graisser à l'huile de noisettes, lotionner à l'eau sédative, employant ces médicaments à rechange : un jour l'un, un jour l'autre, et ainsi de suite.

N. B. — Si les cheveux sont tombés sans laisser de racine, les faire repousser serait impossible.

7.

Antrax, ou charbon. Pustule maligne.

Le charbon diffère de la pustule maligne, en ce que celle-ci est due à une cause externe et qu'elle est contagieuse.

Le charbon occasionne la fièvre. Il y a sécheresse et brûlante chaleur à la peau, sécheresse à la langue, soif ardente, accablement extrême, vertiges, anxiété, et souvent il y a aussi des vomissements, la diarrhée.

La pustule maligne consiste en des taches livides, bleuâtres ou noires, fort étendues, causant de vives douleurs, et pouvant se transformer en phlyctènes gangréneuses.

Dès que l'on suppose ou que l'on connaît l'existence de ces maladies, charbon ou pustule maligne, il faut s'empresser de recourir au médecin. En attendant son arrivée, on peut faire boire de l'eau vinaigrée sucrée, de la limonade au citron, de l'infusion de fleur de houblon, de la tisane de racine de chiendent et de graine d'orge.

8.

Apoplexie. Coups de sang.

L'épanchement de sang dans le cerveau produit la paralysie des deux côtés du corps, la perte instantanée de la connaissance, du mouvement et du sentiment.

L'apoplexie de la moelle épinière se reconnaît à la paralysie de la moitié inférieure du corps, la suspension entière ou l'écoulement continuel des urines, la suppression des selles.

MÉDICATION POUR L'UN OU L'AUTRE GENRE D'A-POPLEXIE. — Le médecin est impérieusement nécessaire.

Les premiers secours, que tout le monde peut donner, et le malade étant couché sur son dos, dans une position presque assise, sont d'asperger la tête avec de l'eau vinaigrée, la plus froide possible; — mettre sur le crâne des compresses d'eau contenant par huit ou dix cuillerées une cuillerée d'éther; — donner un lavement purgatif, avec 40 à 60 grammes de sulfate de soude dans un demi-litre d'eau; — mettre la moutarde aux bras, entre les épaules, sur les cuisses; mettre quelques sangsues à l'anus et derrière les oreilles. (Voir le chap. 88.)

9.

Asphyxie.

PAR LE FROID. — On peut faire des frictions de neige ou d'eau la plus froide, puis d'eau de moins en moins froide, et cela sur tout le corps.

— Que l'on fasse des frictions ou non, il ne faut toujours réchauffer que très lentement et par degrés.

S'il y a eu ivresse, il ne faut faire boire ni vin ni eau-de-vie. L'eau vinaigrée conviendrait.

PAR LE SOLEIL OU PAR LA CHALEUR DES POÊLES. — On peut asperger tout le corps avec de l'eau froide vinaigrée ; — introduire peu à peu de l'air dans la poitrine, mettant pour cela la bouche sur celle du malade, ou employant un tube élastique, un pipeau ; — faire des chatouillements dans la gorge, dans les narines, dans la paume des mains, sous la plante des pieds. — Le médecin jugera s'il faut des saignées, des bains, des boissons.

PAR LA VAPEUR DU CHARBON ALLUMÉ, OU PAR LES GAZ DU RAISIN OU DE LA VENDANGE EN FERMENTATION. — On étendra le malade à nu, sur son dos, non pas dans un lit chaud ni au soleil, mais toujours au grand air. La tête et la poitrine seront un peu hautes. — On exercera, sur tout le corps, des frictions assez rudes pour rougir mais non écorcher la peau, et ces frictions

seront tantôt sèches et tantôt avec de l'eau-de-
vie ou d'autres spiritueux. — On pourra injecter
du vinaigre dans le nez ; — mettre souvent sous
les narines, et le laisser chaque fois pendant le
temps de quelques respirations, un flac   d'alcali ou d'éther, ou de ces deux médic nen à
rechange. — On consultera, de plus, l'alinéa
précédent.

Par submersion (les noyés). — Les vêtements
seront coupés et enlevés au plus vite. Le malade
sera mis sur son dos, un peu sur le côté droit,
et la tête un peu élevée, cela dans un lit bien
chaud. — On réchauffera par tous les moyens
possibles, notamment des flanelles ou autres
laines bien chaudes mises sur la poitrine, des
laines chaudes ou des vessies d'eau chaude sur
le ventre, des briques ou des fers chauds aux
pieds et sous les bras. — On pourra exercer,
sur tout le corps, des frictions stimulantes ; —
introduire peu à peu, et avec précaution, de
l'air dans la poitrine ; — irriter ou chatouiller
les narines, l'arrière-bouche et le gosier, avec

les barbes d'une plume, sèches ou mouillées de vinaigre.

Un lavement fait avec deux verres d'eau tiède et une centaine de grammes de vinaigre ou de sel pourrait être administré dans tous les cas.

Les lavements de tabac, la suspension par les pieds, les secousses violentes, sont autant de moyens dangereux.

Quand la respiration est rétablie, on peut donner un peu de vin chaud ou d'eau-de-vie.— S'il survenait des nausées, il faudrait d'ordinaire un vomitif. — (Voir le chapitre 100.)

PAR STRANGULATION (LES PENDUS). — Si on est à même de couper le lien, et de poser à terre ou d'emporter la personne, il faut se hâter de le faire, sans aucune crainte.

Quant au traitement, on peut se comporter en tout comme nous venons de l'indiquer pour les noyés.

10.

Asthme, Rhume, Toux.

Les boissons ordinaires, et qui doivent toujours se prendre un peu chaudes, sont, les infusions de fleurs pectorales, notamment les fleurs de guimauve, de bouillon-blanc, de tussilage ou pas-d'âne ; les infusions de capillaire, de lierre terrestre ou rondotte ; la décoction ou tisane de racine de guimauve, avec réglisse de bois ou réglisse noir. (Le réglisse noir, appelé aussi jus de réglisse, est l'extrait du réglisse de bois.)

D'autres remèdes, et qui s'appliquent à tous les cas, de toux, de rhume ou d'oppression, ce serait l'usage de la cigarette de camphre ; — les emplâtres de poix blanche, avec ou sans vésicatoires, entre les épaules ; — les vésicatoires sur l'un ou l'autre des bras, ou tantôt sur un bras et tantôt sur l'autre. — (Voir le chapitre 94.)

Si la cause est un refroidissement, de date peu éloignée, la transpiration serait ordinaire-

ment le meilleur et le plus pressant remède.
Et, pour ce cas dont il s'agit, rien de mieux
que de boire force infusion chaude de bourrache, avec ou sans l'addition d'un peu d'hy-
sope.

Contre l'asthme humide, ou asthme catar-
rhal, ou les autres catarrhes de poitrine, les
remèdes les plus utiles sont la purgation et le
vomitif. C'est ce dernier le plus essentiel dans
les rhumes et oppressions des jeunes enfants.
— (Voir les chapitres 85 et 100.)

Pour la toux d'ancienne date, avec amaigrissement, débilitation et décoloration notables, les
boissons par excellence sont l'infusion de bour-
geons ou sommités de sapin, et l'eau de goudron. (Voir le chapitre 54.) — Que l'on use de
ces boissons ou non, le remède le plus univer-
sellement accrédité consiste dans l'usage des
médicaments iodurés, notamment l'huile de
foie de raie, l'huile de foie de morue, les gelées
et sirops dont ces huiles sont la base.

11.

Bains.

Les bains sont utiles surtout aux ouvriers des fabriques où les vêtements et le corps se salissent. Les bains conviennent d'une manière assez spéciale aux personnes sédentaires.

On ne doit jamais se baigner sans que la digestion soit accomplie (et elle ne l'est que deux à trois heures après la fin du repas). — On ne doit pas non plus se mettre à un grand bain pendant l'orage ou en temps de brouillards, ni quand le sang est agité, comme il l'est après la course, après la marche forcée, après un travail pénible et actif.

Lorsqu'on se baigne en pleine eau, d'étang ou de rivière, le corps doit être en entier simultanément immergé, c'est-à-dire partout mouillé d'un même temps. Et il faut éviter l'action d'un soleil trop ardent.

Les bains sont très froids depuis 10 à 15 degrés centigrades; ils sont froids ou frais depuis 20 à 25 ; tièdes, depuis 30 à 35 ; chauds, depuis 40 à 45 et jusqu'à 50.

Se baigner à l'eau plus froide que 15 degrés centigrades ne saurait guère être sans dangers.

La durée des bains froids doit toujours être courte, et les membres doivent agir sans cesse.

12.

Blessures. Meurtrissures. Contusions. Coups. Chutes.

Ce n'est guère que le médecin qui puisse connaître les cas où il y aurait lieu d'employer les sangsues. — (Quant au choix et à l'emploi des sangsues, voir le chapitre 88.)

Lorsqu'on a reçu un coup violent sur la poitrine, ou à tout autre endroit du thorax, sur une région quelconque où il puisse se former un abcès interne, un empyème, le moyen d'éviter cette congestion, c'est de mettre un large vésicatoire sur le lieu affecté, et d'entretenir ledit exutoire jusqu'à guérison parfaite. —(Voir le chapitre 94.)

Quel que soit, par tout le corps, l'endroit

blessé, contusionné, meurtri, avec ou sans bosse, mais sans plaie aucune, on peut faire des lotions ou mettre des compresses d'eau salée, d'eau sédative, d'eau blanche, d'eau de Cologne, d'eau-de-vie, pure ou camphrée. — (Voir le chapitre 16.) — La verveine et l'arnica produisent aussi d'excellents effets.

13.

Bouche pâteuse ou amère.
Langue chargée.

Le remède le plus ordinaire est la purgation. Mais dans les cas pressants, comme le croup, un commencement de fluxion de poitrine, on préfère le vomitif. — (Voir les chapitres 85 et 100.)

14.

Boutons. Clous. Abcès.

Les boutons dont nous voulons parler ici sont ceux qui surviennent, soit confluents, soit le plus souvent en petit nombre, sans que l'on ait eu de fièvre sensible, sans que l'on ait été alité ni réellement malade.

Les clous diffèrent des abcès par une base large, chaude, douloureuse ; un sommet présentant un petit point blanc.

Les abcès sont aigus ou chroniques, chauds ou froids, selon qu'ils sont accompagnés ou exempts d'inflammation.

MÉDICATION. — Pour les boutons, comme pour les clous et les abcès, les causes étant généralement l'altération ou le mouvement des humeurs, le remède le plus sûr consiste dans la dépuration ou la purgation. — (Voir les chapitres 34 et 85.)

Lorsqu'on veut percer un abcès, on s'attaque de préférence à l'endroit pointu ou déclive. Après que l'humeur est sortie, on entretient sur le mal un petit emplâtre d'onguent de la mère, ou un morceau de sparadrap, ou une feuille de lierre rampant. On peut mettre un ou quelques brins de charpie dans le trou.

S'il restait longtemps des duretés, on pourrait les frictionner avec de l'huile de foie de morue ou avec de la pommade à l'iodure de potassium. — Mais on se défierait des autres ingrédients, surtout dans la crainte du mercure. — (Voir le chapitre 71.)

15.

Brûlures.

Avant la formation de boucles, les meilleurs remèdes sont les applications d'eau froide, de glace, de vinaigre, d'eau blanche, d'eau éthérée. — (Voir le chapitre 55.)

Quand il y a des ampoules, on peut en piquer çà et là l'épiderme, mais sans l'enlever. Et, que cette peau soit emportée ou non, on peut appliquer du coton cardé, calmer avec de l'huile camphrée, de la pommade camphrée, du baume tranquille ou du laudanum.

On intercepte l'air en recouvrant de taffetas gommé, ou de sparadrap, ou de feuilles de plantain majeur, qui est le plantain à larges feuilles.

16.

Camphre. Médicaments camphrés.

Le camphre a de nombreuses applications. Il convient tout particulièrement pour les cas au sujet desquels nous le prescrivons.

Pour ce qui concerne la proportion de camphre, relativement aux substances auxquelles il doit être incorporé, pour constituer des médicaments camphrés, on n'aurait rien à craindre en mettant trop de camphre.

Les eaux-de-vie ordinaires dissolvent environ un vingtième de leur poids de camphre. Et ce qui resterait non dissous serait inutile dans l'eau-de-vie. — Un dixième de camphre est la meilleure proportion pour l'huile, qui doit être de préférence celle d'olive, mais qui pourrait être aussi une autre huile alimentaire quelconque. — Dans l'alcool ou dans le saindoux, on peut mettre jusqu'à un cinquième de camphre.

Le camphre se dissout mieux lorsqu'il est pulvérisé. Il serait même nécessaire que le camphre fût en poudre, et aussi fine que possible, pour la préparation de la pommade; ou, s'il n'est pas ainsi en une poudre impalpable, il ne fond bien dans le saindoux qu'autant que celui-ci est en fusion, à bain-marie (c'est-à-dire dans un vase chauffé à l'eau bouillante).

2*

17.

Carreau.

Cette maladie résulte ordinairement d'une inflammation du bas-ventre chez les adultes, et d'un vice du sang chez les enfants.

Le ventre est gros, dur; les membres sont maigres, la peau terne et flétrie, la figure un peu bouffie et les traits souffrants.

Ce n'est qu'au médecin qu'appartient le traitement du carreau. Seulement, comme on aura sans doute à exercer des frictions, nous conseillons de consulter notre chapitre 71.

18.

Catarrhes.

On nomme catarrhe l'inflammation de la surface interne d'un organe creux, d'un canal ou d'un conduit, laquelle donne lieu à une abondante production de mucosités, dont la nature varie selon l'endroit d'où elles proviennent.

Pour toute espèce de catarrhe, on peut user

de perles de térébenthine ; — prendre du sirop
de gomme camphré ; — faire usage d'huile de
foie de morue ; — recourir à la purgation. —
(Voir le chapitre 85.)

19.

Cauchemar.

C'est un effet qui se produit pendant le sommeil. On croit sentir sur l'estomac et la poitrine
un poids énorme, ou un individu malinten-
tionné, ou une bête dangereuse, ou quelque
être imaginaire. La respiration est gênée ; l'esprit est tourmenté.

La sujétion au cauchemar diminue ou dis-
paraît à mesure qu'on fortifie la constitution et
le sang. — (Voir le chapitre 1er.)

20.

Cérat simple. Cérat saturné.
Eau blanche.

CÉRAT SIMPLE. — On fondra ensemble, à
bain-marie, 11 grammes d'huile d'olive par
4 grammes de cire blanche.

CÉRAT SATURNÉ. — Par 15 grammes de cérat simple, on mettra un gramme d'extrait liquide de saturne, plus communément nommé eau de saturne.

EAU BLANCHE. — On la prépare en mettant dans un verre d'eau simple, ou eau commune, une cuillerée à café d'eau de saturne.

Si l'eau blanche est destinée à traiter une contusion, un coup, sans aucune plaie, il serait bon d'y mettre par verre soit 5 grammes de sel ordinaire, soit plutôt 3 grammes de sel ammoniac.

21.

Charbon végétal.

Le charbon végétal médicinal n'est autre chose que le charbon de bois blanc, réduit en poudre fine.

On parle beaucoup des succès obtenus par le charbon de Belloc. Il est en flacons de poudre ou sous forme de pastilles. Une instruction, se rattachant à chaque flacon de poudre ou à chaque boîte de pastilles, indique les doses et l'emploi.

22.

Choléra-morbus. Cholérine.

Choléra. — En temps de choléra, on doit continuer son genre de vie ordinaire; — éviter avec soin les excès, les refroidissements, les bains froids, les boissons très froides. — On pourrait prendre des pastilles de menthe; — faire usage de la cigarette de camphre; — se laver chaque jour les mains et le visage avec de l'eau contenant par litre une cuillerée de chlorure d'oxyde de sodium.

Dès que l'on a quelque dérangement de corps, tel que la diarrhée, des coliques, des nausées, des crampes, il faut se hâter de recourir au médecin. — Si la langue est chargée, le vomitif serait très utile. — (Voir le chap. 100.)

Les principaux symptômes du choléra sont un malaise général, survenant tout à coup; des nausées, des coliques, des vomissements, des crampes, un froid glacial de la langue, des pieds et des mains; une extrême petitesse du pouls, l'enfoncement des yeux, avec un cercle noir autour des paupières ; une coloration bleuâtre d'abord aux ongles, puis à toute la peau ; une telle abondance de sueurs froides à la peau et de déjections par le bas, qu'il y a suppression de l'urine. — (Dans le choléra, comme dans toute autre maladie ou en état de santé, la surabondance d'une ou plusieurs des sécrétions amène le contraire pour les autres.)

Tant que les symptômes aigus subsistent, il faut la diète la plus rigoureuse et l'abstinence complète d'eau froide, boisson que presque tous les cholériques réclament, mais qui en a tué un si grand nombre.

N. B. — Si la circulation du sang vient à se suspendre, tout remède serait à peu près sans effet. Les boissons couleraient dans le corps comme dans un tuyau de gouttière, sans pouvoir être absorbées. Toutefois, la nature continuerait la lutte, et aurait encore quelque chance de vaincre.

CHOLÉRINE. — C'est une sorte de choléra non épidémique, sans taches bleuâtres à la peau et aux ongles.

Pour moyen préventif comme pour remède, on devra s'attacher tout particulièrement à combattre la diarrhée. — (Voir le chapitre 35.)

23.

Coliques.

Les causes les plus fréquentes auxquelles puissent tenir les coliques, sont l'usage de boissons en fermentation ou trop acides, ou d'aliments venteux ou indigestes; l'échauffement, les grandes fatigues, les glaires, les vers.

Des remèdes pouvant s'appliquer à tous les cas de coliques consisteraient à prendre une infusion chaude d'anis, ou de badiane, ou de fleurs de reine des prés ; — frictionner à l'huile camphrée ou à la pommade camphrée la région malade, ou y mettre un cataplasme adoucissant, bien chaud, simple ou arrosé d'eau sédative.— On pourrait aussi prendre 6 à 10 gouttes d'éther sulfurique, sur du sucre ou dans de l'eau sucrée; et, si on se trouvait bien de ce remède, le répéter plusieurs fois à une dizaine de minutes d'intervalle. (Au lieu des 6 à 10 gouttes d'éther, on pourrait trouver plus agréable de prendre une cuillerée à café, plus ou moins grosse, de sirop d'éther.)

Contre les tranchées des jeunes enfants, on peut faire avaler quelques cuillerées à café d'huile d'olive, avec cinq minutes de distance depuis un cuillerée jusqu'à l'autre. — Il conviendrait aussi d'administrer un petit lavement adoucissant, soit d'un verre d'infusion de laitue verte.

Pour les gens fréquemment affectés de coliques, voir les chapitres 85 et 98.

24.

Constipation.

Si les lavements ordinaires, soit simples ou relâchants, ne suffisaient pas, on pourrait y mettre, par chaque lavement, une cuillerée d'huile de ricin.

Quant à faire disparaître la disposition hypocondriaque, ou sujétion de longue date à rester des deux jours ou davantage sans aller à la

.selle, on peut essayer l'usage du charbon végétal. — (Voir le chapitre 21.)

25.

Convulsions des enfants.

Si la cause est une indigestion, il faudrait
faire vomir. — Mais s'il n'y a pas d'indigestion,
le vomitif pourrait beaucoup nuire.

26.

Coqueluche.

A la première période, c'est un rhume ordinaire, une sorte de bronchite plus ou moins
forte, avec de la difficulté dans la respiration et
des douleurs de poitrine. La seconde période,
qui commence au moment où le fort du mal se
calme, est l'époque la plus funeste, en raison
du profond épuisement où se trouve alors
l'enfant.

Pendant les violences de la première période,
il est ordinairement bon d'appliquer sur la
poitrine des cataplasmes émollients, et de faire
prendre des bains de pieds au savon. — Voir,
de plus, le chapitre 10.

27.

Coryza, ou Rhume de cerveau.

On peut renifler, et la laisser chaque fois quelques minutes dans le nez, de l'eau contenant par verre une ou deux cuillerées à café d'alcali liquide ou de teinture d'iode ; — mettre la moutarde 20 à 30 minutes aux jambes ou 8 à 10 minutes entre les épaules ; — entretenir un vésicatoire sur l'un ou l'autre des bras. (Voir le chapitre 94.)

28.

Coup de foudre.

On pourra asperger le malade avec de l'eau froide ; — le mettre dans un bain froid.

Aucune émission de sang ne doit être effectuée sans que la chaleur soit rétablie et que le pouls batte fortement.

29.

Coupures, Plaies.

Si beaucoup de sang se répand, voir, pour y

trouver l'indication de moyens hémostatiques, le chapitre 31.

S'il y a dans les chairs un corps étranger, il faut l'en retirer. Si cela n'est pas possible, on panse avec de la charpie de manière à tenir écartés les bords de la plaie, lesquels ne doivent être maintenus dans un état de rapprochement que quand les chairs de ladite plaie ne contiennent plus rien d'hétérogène.

Dans le cas où il sortirait des boyaux, on les rentre avec précaution; et si on ne peut ainsi les remettre sans danger, il faut, en attendant le médecin, les recouvrir de toile, fine et bien propre, humectée de lait frais ou d'huile d'olive.

Quand il n'y a ni sang, ni boyaux à retenir, ni corps étranger à extraire, il peut suffire de tenir la plaie constamment recouverte soit d'un cataplasme adoucissant, ou d'un emplâtre d'onguent de la mère, ou d'un morceau de sparadrap, ou de feuilles de lierre rampant, ou de feuilles de rond plantain, qui est le plantain à feuilles grosses et larges. Et, sous l'une ou l'autre de toutes ces choses, on pourrait mettre

de la charpie, qui conviendrait surtout si la
chair est creusée. — Dans quelque état que soit
la plaie, et qu'on la recouvre de quelque chose
ou non, on pourrait graisser à la pommade
camphrée, à l'huile camphrée, au cérat simple,
à l'huile de mille-pertuis. — (Voir les chapitres
16, 20 et 59.)

Pour les plaies ou ulcérations anciennes,
chroniques, il conviendrait en outre de lotionner au vin de quinquina, au vin de quinium;
— de passer doucement, une ou plusieurs fois
par jour, le crayon de nitrate d'argent, qui est
la pierre infernale; et cela non sur le vif de la
plaie, mais sur les alentours.

Quant à désinfecter les ulcérations et suppu-
rations quelconques, on peut laver ou bassiner
avec de l'eau contenant constamment un nouet
de poudre de charbon de bois, et dans laquelle
eau on aurait mis par verre soit une grosse
cuillerée à café d'éther, et de préférence l'éther
sulfurique, soit une cuillerée à bouche de chlorure d'oxyde de sodium, ou une pincée à deux
doigts de chlorure de chaux sec. (On délaie ce

chlorure dans quelques gouttes d'eau, puis dans une cuillerée, et enfin dans le reste.)

30.

Courbature, ou Lombago.
Mal de reins et lassitude des membres.

Lorsque la courbature ne résulte pas d'un effort, que l'on aurait fait le plus souvent en soulevant quelque chose ou en se retenant de tomber, elle tient d'ordinaire à un mauvais principe du sang et des humeurs.

Quelle que soit la cause, si le mal est d'une notable importance, on pourrait essayer la purgation, une fois et même plusieurs, à deux ou trois jours d'intervalle. — (Voir le chap. 85.)

Si la cause est rhumatismale, si la douleur est ancienne, chronique, voir le chapitre 36.

31.

Crachement de sang. Saignement de nez.
Hémorragies quelconques.

CRACHEMENT DE SANG. — Si cela se déclare avec violence, on pourra, en attendant l'arrivée du médecin, mettre la moutarde aux jambes, aux cuisses, sur le dos ; — faire boire de la limonade au citron, froide, ou de l'eau vinaigrée sucrée.

Pour le crachement de sang à l'état chronique, voir le chapitre 1ᵉʳ.

SAIGNEMENT DE NEZ. — Il est bien entendu qu'on ne combat cette hémorragie qu'autant que la perte de sang serait trop considérable ou que la chose se répéterait trop souvent.

Quant à arrêter le sang, on peut lever en l'air le bras correspondant à la narine qui perd le sang, ou les deux bras s'il sort par les deux narines ; mettre les pieds dans l'eau chaude, simple ou aidée d'une poignée de sel ordinaire ou de farine de moutarde ; — mettre des compresses d'eau froide sur la nuque, sur le front et aux tempes ; ladite eau plus efficace si on y avait mis par tasse une cuillerée d'éther ; — poser entre les épaules des fers froids ou des bouteilles remplies d'eau froide ; — renifler avec force de l'eau mêlée d'eau-de-vie camphrée ou de vinaigre ; introduire dans les narines des tampons d'amadou, de coton ou même de charpie; choses que l'on pourrait avoir roulées dans quelque substance hémostatique. — (Voir le chapitre 92.)

HÉMORRAGIES PAR LES PLAIES. — On peut recouvrir ou serrer avec des bandes ; — tamponner avec de l'amadou le plus velu possible, ou avec du coton cardé ou de la charpie ; ces choses à l'état simple, ou venant d'être passées dans quelque chose d'hémostatique.— Un autre moyen serait de maintenir, avec pression, les doigts ou la main sur la plaie, ou plus haut, sur la veine ou l'artère coupée. — (Le sang de la veine est noirâtre ; celui de l'artère est rouge-vif, et il sort par jets.)

SUJÉTION AUX PERTES DE SANG. — On peut faire essai d'employer les purgatifs, à petites doses et fréquemment. — Il conviendrait aussi de prendre de la tisane de consoude, de la tisane de graine d'orge ou de riz, de la limonade au citron ; toutes ces boissons étant froides, soit simples, soit avec 3 à 5 grammes d'alun par litre.

32.

Croup.

Les symptômes ou signes principaux, et qui sont aussi les premiers, sont le cri-de-coq et la rudesse de la toux. La respiration est courte et sifflante ; il y a chaleur sèche de tout le corps ; le pouls est fort et extrêmement fréquent ; l'anxiété est peinte sur le visage.

Le croup consiste en une inflammation, d'une nature particulière, du larynx, de la trachée-artère et des premières ramifications des bronches.

Dès lors que l'on s'aperçoit, à la nature de la toux, qu'un enfant est menacé du croup, il faut, au plus vite, faire intervenir le médecin.

On doit, sans perdre un instant, faire vomir abondamment, et à plusieurs reprises. — (Voir le chapitre 100.) — Et il est bon de purger, à l'huile de ricin. (Voir le chapitre 85.)

33.

Dartres. Teignes. Gourme.
Renseignements sur la contagion.

DARTRES. TEIGNES. GOURME. — Le sang ou les humeurs ne peuvent évidemment rejeter sur le corps que les produits des principes qu'ils contiennent.

Or, le premier et le plus important remède doit être, non d'arrêter la sortie de l'humeur par des moyens externes; mais, au lieu de repousser le vice dans le sang, il faut attaquer ce mal dans sa source, le neutraliser dans son principe ou en extirper les produits. — (Voir les chapitres 34 et 85.)

Qu'on ait employé ou non les dépuratifs ou les purgatifs, il peut devenir nécessaire d'exercer un traitement sur le lieu affecté; savoir :

S'il y a beaucoup d'inflammation, on devra d'abord la calmer. — (Voir le chapitre 62.)

Dans le cas où il n'y a que rougeur ou croûtes d'humeur, avec ou sans demangeaison, on pourrait, une ou plusieurs fois par jour,

3

mouiller avec de l'eau contenant par verre une
cuillerée de chlorure d'oxyde de sodium et une
vingtaine de gouttes d'essence de térébenthine.
— (On tient ce mélange dans une bouteille
bouchée.)

Si, au lieu de lotions, on préférait les grais-
sages, on pourrait employer un ingrédient
composé ainsi : cérat saturné, 8 grammes ;
pommade camphrée, 12 grammes ; cérat sou-
fré, 4 grammes ; goudron, 1 gramme. (Voir le
chapitre 71.)

Renseignements sur la contagion. — Toute
dartre qui est à un certain degré d'intensité
peut facilement se transmettre. Et on sait que
la vraie teigne, maladie fort commune chez les
crétins du Valais et de la Savoie, compte au
nombre des dartres.

La gourme, qu'on appelle aussi le favus ou
la teigne faveuse, ou, plus vulgairement, les
feux des enfants, ne se communique aucunement.

La teigne ou toute autre humeur dont le
principe ou vice serait celui des maladies se-

crêtes, se transmettrait jusque par le verre à
boire, la cuillère, la pipe. Le germe d'infection
syphilitique prendrait sur un bouton écorché,
sur les plaies, sur toute chair dépouillée d'épiderme, sur les lèvres et autres muqueuses. —
(On appelle muqueuses les membranes s'épa-
nouissant aux ouvertures naturelles, par exemple, à la bouche, aux narines, aux yeux.)

Pour ce qui est du principe des humeurs
froides, il ne se communiquerait ni par contact,
ni par inoculation, ni par introduction dans les
chairs ou même dans l'artère ou la veine.

34.

Dépuration du sang.
Choix et emploi des dépuratifs.

Quelques-unes des sécrétions, principalement la sécrétion urinaire, sont de continuelles
sources de dépuration naturelle. Le but qu'on
se propose en purifiant le sang, et toute la
masse des humeurs, consiste donc à favoriser
la tendance que montre la nature pour se dé-

barrasser des produits d'un ou de plusieurs principes morbides quelconques.

La dépuration peut être effectuée par des procédés divers, selon la nature du mal. Et il existe des moyens qui s'appliqueraient à tous les cas.

Dans toutes les maladies et affections chroniques pour lesquelles la dépuration est recommandée, on peut essayer l'usage des tisanes amères, notamment la décoction de feuilles et racines de chicorée amère, et l'infusion de fleur de houblon. Cette infusion peut se prendre même dans les repas; et, alors, il conviendrait de la rougir de vin vieux.

Le rob de Boyveau-Laffecteur, un des meilleurs dépuratifs que l'on tire des végétaux, peut se prendre dans tous les cas où la dépuration est prescrite.

Les dépuratifs qui ont un principe ioduré sont éminemment utiles lorsqu'il s'agirait du traitement des tumeurs, des engorgements, des ulcères. — L'iodure est aussi très salutaire comme emménagogue, c'est-à-dire pour former

ou remettre les personnes de sexe. — On pourrait essayer l'usage d'iodure dans toute affection chronique.

Parmi les médicaments naturellement iodurés, se trouvent l'huile de foie de raie et l'huile
de foie de morue.

Outre que les huiles susdites jouent un puis-
sant rôle de dépuration, elles sont une sorte de
nourriture, très importante pour reconstituer le
sang.

Les enfants ou les adolescents chétifs, bouffis,
et surtout ceux dont les glandes s'engorgent,
les gens sujets à la vergence des humeurs vers
la tête, ou vers d'autres points quelconques;
tous ceux qui, en raison de leur constitution
ou de leur permanente imperfection de santé,
ont à craindre les effets funestes que le printemps peut exercer sur un sang défectueux :
voilà des classes d'individus à qui il conviendrait de se mettre, au moins les trois premiers
mois de l'année, à un abondant usage d'huile
de foie soit de raie ou de morue. On prend de
ces huiles une cuillerée d'abord, le premier ou

les premiers jours, puis on peut augmenter jusqu'à plusieurs cuillerées. Le meilleur moment serait deux heures avant déjeuner.

35.

Diarrhée, Dyssenterie.

Des remèdes, que l'on peut appliquer à tous les cas, sont d'exercer de douces frictions sur la région malade (sur le ventre et l'estomac), et cela plusieurs fois par jour, au moyen de pommade camphrée ou d'huile camphrée ; — mettre des cataplasmes tièdes de farine de graine de lin, cette farine soit simple, soit plutôt mêlée à un quart de son poids de fécule ou amidon de riz ; — faire usage de charbon végétal. — (Voir le chapitre 21.) — On pourrait essayer les purgatifs doux, à petites doses. — (Voir le chap. 85.)

36.

Douleurs :
Des côtés, des reins ou des membres.

Si le malade n'a pas de fièvre forte, et qu'il n'y ait ni enflure ni inflammation à l'extérieur de l'endroit douloureux, on peut frictionner d'eau de Cologne, d'eau de mélisse des Carmes, d'alcool camphré, d'eau-de-vie camphrée ; ces liquides soit simples ou éthérés : 6 à 10 gouttes d'éther par cuillerée. — Si le mal est aux articulations, il conviendrait aussi de frictionner à l'huile de foie de morue, soit simple ou plutôt camphrée, ou même camphrée et éthérée. — (Voir les chapitres 16 et 45.)

Qu'il y ait de l'inflammation, de la sensibilité ou non, quels que soient le lieu affecté et l'état de l'individu, on peut appliquer, directement sur le siége de la douleur, des sachets de sel, bien séché et bien chaud ; — faire des frictions ou mettre des compresses d'eau sédative ; — mettre et entretenir les vésicatoires ; — recourir à la dépuration, à la purgation ; — et on pourrait aussi essayer de provoquer la transpiration. — (Voir les chapitres 16, 34, 38, 85, 93 et 94.)

37.

Douleurs d'oreilles.

On peut introduire dans l'oreille un peu de coton enduit soit d'huile camphrée, de laudanum ou de baume acoustique ; — prendre des bains de pieds dans l'eau chaude, ou mettre la moutarde aux jambes ; — mettre les vésicatoires sur l'un ou l'autre bras. — (Voir le chapitre 94.)

38.

Eau sédative.

PRÉPARATION. — Pour un demi-litre d'eau, on mettra 15 grammes de sel ordinaire, on fera dissoudre, en agitant de temps en temps ou sans cesse, et on ajoutera l'alcali liquide : 40 à 50 grammes, selon qu'on voudra l'eau sédative plus ou moins forte. Si on a de l'alcool camphré, on en mettra une cuillerée, que l'on pourrait remplacer par trois cuillerées d'eau-de-vie camphrée. (Voir le chapitre 16.)

39.

Empoisonnements.

Les symptômes les plus ordinaires sont les coliques, les nausées, les vomissements, une chaleur brûlante dans le gosier, dans l'arrière-bouche; la gêne de respiration, la petitesse du pouls, la pâleur du visage, la puanteur de l'haleine, les convulsions, l'abattement.

MÉDICATION CONTRÉ UN POISON QUELCONQUE. — Le plus pressant remède est de faire vomir, surtout si l'on suppose encore du poison dans l'estomac. — (On fera vomir en chatouillant le gosier, ou en donnant un vomitif. Voir le chapitre 100.)

Si le mal remonte à plusieurs heures, il serait bon de donner un lavement, soit simple ou purgatif.

Si les vomissements se produisent assez d'eux-mêmes, il serait inutile ou nuisible de les provoquer. S'il y a diarrhée assez abondante, il serait inutile ou nuisible de donner des lavements.

3*

Que le vomitif et le purgatif soient employés ou non, on peut boire abondamment soit de la tisane de graine de lin ou de racine de guimauve, soit de l'eau contenant par litre 6 à 8 blancs d'œufs bien battus, ou 20 à 30 grammes de magnésie.

Phosphore (allumettes chimiques). — Dès que l'on aura fait vomir, on donnera force eau albumineuse (eau avec blancs ou jaunes d'œufs). — L'huile ou le beurre seraient nuisibles.

Sels de cuivre (verdet, ou vert-de-gris, vitriol bleu, couperose bleue). — Il serait bon de prendre, le plus tôt possible après l'empoisonnement, et à trois minutes l'un de l'autre, quelques verres d'eau, dans chacun desquels on viendrait de mettre, et d'agiter, soit 4 à 6 grammes de proto-sulfure de fer, soit une petite prise de très fine limaille de fer.

On boira force eau albumineuse (eau avec 6 ou 7 blancs d'œufs par litre).

Sublimé corrosif, ou autres sels de mercure. —Après les vomissements ou autres évacuations, on prendra, à rechange, de l'eau albumineuse et du lait; l'un et l'autre en grande quantité.

ARSENIC ET SES COMPOSÉS. — Après que l'on a fait vomir, on peut donner du lait en abondance. — On doit éviter les boissons acides et les corps gras.

SELS DE PLOMB (céruse, eau de saturne, etc.). — Ordinairement ces substances agissent à la longue. Dans le cas où il n'en serait pas ainsi, on ferait boire, en plus ou moins de reprises, un litre d'eau contenant 25 à 35 grammes de sulfate de soude.

CHAMPIGNONS. — Après que l'on aura fait vomir, on donnera 20 à 30 gouttes d'éther sulfurique, sur du sucre ou dans de l'eau sucrée; et ensuite, du café noir, en grande quantité.

Si on a de l'eau-de-vie camphrée, il conviendrait d'en faire des frictions sur le corps.

ACIDES. — On boira de l'eau contenant par litre soit une trentaine de grammes de magnésie, soit, à défaut de magnésie, gros comme une noix de savon blanc.

NARCOTIQUES (opium, laudanum, jusquiame,

belladone, ciguë, etc.). — Après les vomissements, on fera boire abondamment de l'eau
fortement vinaigrée ou de la limonade de citron
concentrée, du café noir léger.

Voyant que nous recommandons les boissons
acidulées ou stimulantes, on comprendra que
le lait serait absolument contraire.

POTASSE. EAU DE JAVELLE. AMMONIAQUE. — Il
peut suffire de boire de l'eau contenant par
litre quelques cueillerées de vinaigre ou de jus
de citron.

CANTHARIDES. — On devra faire vomir, en
chatouillant la luette et en donnant beaucoup
d'eau tiède; — faire boire abondamment des
tisanes de graine de lin ou de racine de guimauve, tisanes dans lesquelles il serait très
important de mettre par verre une cuillerée à
café de sirop de gomme camphré ou une petite
prise de camphre en poudre; — mettre des
cataplasmes émollients sur le bas-ventre, et
y exercer, ainsi qu'à la surface interne des
jambes, des frictions à la pommade camphrée
ou à l'huile camphrée. (Voir le chapitre 16.)

40.

Engelures.

S'il n'y a encore qu'enflure, avec ou sans demangeaison, on peut graisser ou mettre des compresses de l'ingrédient ci-après : huile d'olive camphrée. 20 grammes ; essence de érébenthine, 8 grammes ; sous-acétate de plomb liquide, 2 grammes. — On pourrait aussi employer un mélange fait de 50 grammes de glycérine pour 1 gramme d'acide chlorydrique. On applique ce mélange le soir, puis on enveloppe d'un linge; et, le lendemain matin, on lave avec de l'eau fortement vinaigrée. On recommence le soir suivant, et ainsi de suite.

Qu'il n'y ait encore point de gerçures ou crevasses, ou qu'il en soit autrement, on peut enduire de glycérine pure. — On pourrait aussi mouiller au moyen d'un liquide fait avec du chlorure d'oxyde de sodium et de l'eau commune. On met cinq ou six cuillerées d'eau pour une dudit chlorure; et on remet de celui-ci dans le mélange, à mesure qu'on peut supporter le médicament plus actif.

41.

Enrouements. Mal de gorge.

S'il s'agit d'enrouement chronique, d'ancienne altération de la voix, on consultera le chapitre Ier.

Pour l'enrouement récent, le mal de gorge, on se tiendra chaudement, surtout le cou et les pieds, et on ne boira rien de froid. — On pourrait user de gargarismes émollients, notamment de l'infusion, simple ou miellée, faite de feuilles de ronces; — boire de cette infusion, ou d'autres tisanes adoucissantes; — prendre toutes les heures une pastille de chlorate de potasse; faire des frictions sous la gorge, au moyen de pommade camphrée ou d'huile camphrée; — mettre la moutarde aux jambes, ou prendre des bains de pieds dans l'eau chaude, avec une poignée de moutarde ou de sel ordinaire; — mettre un vésicatoire sur l'un ou l'autre bras. — (Voir les chapitres 16 et 94.)

42.

Entorse. Foulure.

Le plus tôt possible après l'effort, on mettra le membre affecté, que ce soit le pied ou la main, dans de l'eau la plus froide ; ou, au moins, on appliquera de cette eau des compresses, qui seront rechangées à mesure qu'elles s'échaufferont. Que l'eau serve pour bains ou pour compresses, on peut y mettre du vinaigre, de l'eau-de-vie, camphrée ou simple, ou un filet d'eau de saturne.

Le médecin doit être appelé toutes les fois que le cas est grave, et surtout s'il y a déboîtement.

43.

Epilepsie, ou Mal caduc.

Le traitement n'appartient qu'aux maîtres de l'art. — L'expérience a prouvé que les remèdes feraient moins que le régime. — On admet qu'il serait possible d'obtenir trois guérisons sur cinq cas.

44.

Erysipèle.

C'est une rougeur à la peau, avec chaleur et cuissons, et dont le développement est précédé de fièvre, frissons, nausées, quelquefois vomissements.

Pour le traitement, on consultera le chapitre 62. — Et pour prévenir les récidives, on pourra, deux ou trois années de suite, dans les mois de février et mars, d'août et septembre, agir sur le sang et les humeurs. — (Voir les chapitres 34 et 85.)

45.

Éther.
Précautions dans son emploi.

Comme on ne saurait trop multiplier les choses et connaissances d'utilité publique, nous ne croyons pas devoir laisser à dire que lorsqu'on manie l'éther, il ne faut jamais que ce soit tout près des lampes, ni de toute autre flamme.

De plus, en raison de ce que l'éther se vola-
tilise ou s'évapore avec une extrême force, on
doit, chaque fois que l'on a ouvert un flacon
contenant de ce médicament, avoir soin de
remettre au plus tôt le bouchon. — (L'éther
n'est suffisamment renfermé que dans des flacons dont le bouchon est en verre, et tourné
dans le goulot même du flacon, que l'on appelle
ainsi flacon ou bouteille à l'émeri.)

46.
Étourdissements. Défaillances.

Quelles que soient les causes occasionnelles
ou éloignées, la cause immédiate consiste en
ce que le cœur a momentanément cessé ses
battements, et que le sang ne se porte plus aux
extrémités.

Dès lors que la vue se trouble, que la tête
tourne ou que l'on se sent évanouir, il faut se
hâter de se desserrer le cou et la ceinture, en
un mot, se débarrasser de tous les liens formés
par les vêtements, et on doit au plus vite se
coucher, soit sur un lit ou ailleurs, mais de

telle sorte que la tête soit au niveau du reste du
corps, ou même un peu moins élevée.

Le traitement consiste à mouiller les tempes
et le front, et même, si l'on veut, toute la
figure, avec du vinaigre ou de l'eau-de-vie,
simples ou camphrés, ou de l'eau commune
contenant par deux ou trois cuillerées une cuillerée d'eau sédative. — (La raison pour laquelle
nous ne prescrivons pas l'eau sédative pure, c'est
que si elle venait à toucher la bouche, les narines,
les paupières, elle causerait une vive cuisson
et pourrait faire une plaie.) — Faute d'eau
sédative, on pourrait la remplacer par huit à
dix fois moins d'alcali liquide. — Il conviendrait aussi de frotter, soit avec la main ou au
moyen d'un linge ou d'une brosse, l'estomac et
les membres, et surtout les membres inférieurs,
ceux-ci un peu rudement.

Les gens sujets à se trouver mal doivent
éviter de regarder en haut, ou dans une grande
profondeur, ou sur un mouvement circulaire
tournant avec rapidité. — La surcharge de
l'estomac, surtout si c'est au repas du soir, est

aussi une chose à éviter. — Et, quant à des remèdes, voir les chapitres 1, 13 et 98.

47.

Excroissances, ou végétations.

Les végétations sont des produits charnus résultant d'un mauvais principe, vireux ou contagieux, contenu dans le sang.

Il faut donc d'abord recourir aux moyens de purifier le sang, de régénérer toutes les humeurs. — (Voir les chapitres 34 et 85.)

Si, plus tard, la médication interne n'a pas suffi, et qu'il reste des opérations à faire, on consultera le chapitre 76.

48.

Fer. Médicaments ferrugineux.

Le fer, ayant pour but de fortifier le sang, convient surtout aux constitutions qui, de longue date, sont émaciées, affaiblies, épuisées ; à quiconque dont la figure et les lèvres sont notablement décolorées.

Le phosphate de fer et le carbonate de fer

sont les ferrugineux que nous préférons : soit parce qu'ils offriraient le triple avantage de ne pas fatiguer l'estomac, ne pas donner de constipation et ne pas noircir les dents.

Les ferrugineux, quels qu'ils soient, sont le plus souvent en poudre, et les autres formes sous lesquelles ils se trouvent sont surtout des pilules, des pastilles, des sirops.

Le fer se prend de préférence dans les repas. — Le premier jour, et à l'un quelconque des repas, on prendrait une petite pincée du ferrugineux en poudre, ou une pilule, ou une pastille, ou une cuillerée à café de sirop; le lendemain, on prendrait le médicament deux fois au lieu d'une; le troisième jour, on le prendrait deux ou trois fois, selon qu'on l'aurait plus ou moins bien supporté; et, quelques jours plus tard, on doublerait une ou deux des doses, puis les trois; et on sentirait ensuite si l'estomac permet que l'on augmente encore. — On peut aller jusqu'à prendre chaque jour 2 et même 3 grammes de fer.

Les crudités et le vinaigre, tous les aliments

sensiblement acides ou rafraîchissants, sont contraires à l'action du fer.

49.

Fièvres lentes.

Quiconque est affecté de maladie ou d'indisposition ancienne et continue, est soumis à une action fébrile constante.

On doit donc regarder comme une grande ressource les médicaments qui sont, à la fois, toniques et fébrifuges. Au nombre de ces médicaments se trouvent principalement le vin de quinium, le vin de quinquina, les boissons à la centaurée.

Le vin de quinium et le vin de quinquina se prennent à la dose d'une cuillerée le premier jour, deux le second et le troisième jour, trois les deux jours suivants ; et on peut encore augmenter, jusqu'à prendre chaque jour quatre ou cinq cuillerées. — Les vins dont il est question se prennent à au moins une heure des repas.

La centaurée peut se prendre en macération

dans du vin, à la façon des vins dont nous venons de parler, ou en infusion dans de l'eau : un ou plusieurs verres de cette tisane chaque jour.

50.

Fièvre rouge, ou Scarlatine.
Roséole.

Bien des auteurs regardent la roséole comme une variété de la scarlatine. Mais celle-ci est ordinairement beaucoup plus violente.

Pour la roséole comme pour la vraie fièvre rouge, ce n'est qu'au bout d'un ou de quelques jours de fièvre que paraissent les taches rouges, lesquelles sont tellement confluentes qu'elles couvrent en quelque sorte toute la peau. Ces taches disparaissent au bout de quatre à six jours ; et, alors, l'épiderme se détache par plaques et tombe en petits débris.

Le médecin est impérieusement nécessaire. On doit l'appeler au plus tôt.

51.

Fluxion de poitrine. Pleurésie.

La fluxion de poitrine, qu'on appelle aussi pneumonie, est une maladie qui affecte, partiellement ou totalement, l'un ou l'autre des poumons, et c'est alors la pneumonie simple; ou les deux poumons à la fois, et ce serait la pneumonie double. — Le mot pleurésie désigne une inflammation à la plèvre, cette membrane qui tapisse l'intérieur des côtes, et les sépare des poumons. — On appelle pleuro-pneumonie la maladie où il y a, en même temps, pleurésie et pneumonie.

Le premier degré de la fluxion de poitrine est caractérisé par une congestion de sang, un râle crépitant dans les points malades, un bruit respiratoire exagéré dans les endroits du poumon restés sains; et les crachats sont rouillés, ou d'un jaune verdâtre. — Dans le second degré, il n'y a plus de crépitation; la gêne est plus grande; la circulation est nulle dans les vésicules pulmonaires, mais plus forte dans les vaisseaux bronchiques, où elle produit ainsi le bruit que l'on appelle le souffle tubaire. — A la troisième ou dernière période, on remarque surtout l'abattement du malade, qui marche rapidement vers sa fin ou vers la convalescence.

La pneumonie ou la pleurésie sont le plus ordinairement annoncées par des crachats mêlés de sang, par la fièvre, les frissons. Ces principaux indices ou symptômes peuvent parfois se montrer depuis plusieurs jours avant que la maladie se déclare.

Lorsqu'on se croirait menacé, ou même que l'on serait déjà atteint, le meilleur remède serait un vomitif à l'émétique. Ce sel est l'un des plus précieux médicaments, et il ne saurait qu'être utile, dans tout engouement récent, toute congestion aiguë des poumons.

Tant que le mal est au premier degré, on pratique d'ordinaire la saignée, que parfois même on répète. Mais plus tard que la première période, on n'emploie guère impunément la lancette, non plus que les ventouses ou les sangsues.

52.

Gale, ou Gratelle.

La gale n'est point une maladie ; c'est une vermine. Chaque bouton est le produit du travail d'un certain ver, logé sous l'épiderme.

Pour faire disparaître la gale, il faut et il suffit que l'on détruise le fouisseur parasite.

Quant au choix des ingrédients, nous donnerions la préférence à celui-ci : pommade camphrée, 125 grammes ; fleurs de soufre, 15 grammes ; sel ammoniac, 10 grammes. — (Au sujet des pommades et onguents, soit antipsoriques ou autres, voir le chapitre 71.)

53.

Goître, ou Gros-cou.

L'iode et ses préparations sont à peu près l'unique genre de médicaments efficaces.

Le médecin seul est à même de guider un traitement, de régler les doses et l'emploi des médicaments iodés ou iodurés, pour l'usage dont il s'agit.

4

On n'usera aucunement de vinaigre ni d'autres aliments acides. Les bouillies de farines, quelles qu'elles soient, sont même ordinairement contraires.

On peut frictionner le goître, une à trois fois par jour, au moyen de pommade à l'iodure de potassium. — (Pour éviter l'usage de drogues nuisibles, voir le chapitre 71.)

54.

Goudron.
Eau de goudron ou Eau goudronnée.

Le goudron a un assez grand nombre d'applications en médecine, soit pour l'usage interne ou autrement.

Le goudron s'emploie le plus souvent mêlé à l'eau commune, qui prend ensuite le nom d'eau de goudron, ou aussi d'eau goudronnée.

On goudronne l'eau soit en la faisant séjourner pendant un instant ou même jusqu'à un ou quelques jours, selon qu'on la veut plus ou moins forte, dans un vase non métallique, par exemple, un pot de terre ou une écuelle, dont l'intérieur est enduit de goudron de Norvége ; soit aussi en mettant dans l'eau simple un peu de liqueur concentrée de goudron.

55.

Gravelle. Calculs.

Ce n'est qu'au médecin qu'il appartient de traiter ces sortes d'affections.

Seulement, comme il peut y avoir des frictions ou des opérations à exercer, nous renvoyons à nos chapitres 71 et 76.

56.

Habitations.

Toute habitation bien ordonnée doit être sèche, plutôt un peu exhaussée que trop basse, surtout si le sol est argileux. — (On appelle argile, ou glaise, toute terre très grasse, dans laquelle l'eau ne passe que fort difficilement.) — Une autre condition pour la salubrité des habitations, ce serait qu'elles fussent éloignées des usines à gaz et, plus encore, des cloaques ou mares. — L'air du voisinage des habitations serait altéré non-seulement par certains gaz d'usines et par les égouts, mais aussi par les émanations des fleurs, s'il y a de celles-ci une quantité notable, et surtout si ce sont des fleurs odorantes. Il en est tout autrement des feuilles et de tout ce qui est de couleur verte dans les plantes; c'est-à-dire que toute verdure épure et enrichit l'air. — (L'acide carbonique, celui de tous les gaz qui se trouve le plus fréquemment pour cause de l'altération de l'air, se composant tant d'oxygène que de carbone gazeux, et les végétaux verts, quelle qu'en soit l'espèce, s'emparant de ce carbone, on conçoit qu'à mesure qu'il est absorbé, l'acide est décomposé ; d'où il ne reste plus que l'oxygène, qu'acquiert alors la région aérienne de l'endroit où il se disperse.) — Mais le rôle d'assainissement de l'air par les plantes ne se joue point la nuit, la verdure, au contraire, relâchant plutôt du carbone qu'elle n'en dérobe.

La salubrité d'une habitation dépend beaucoup de l'espace. — Dix mètres cubes d'air sont nécessaires par personne, surtout dans un appartement où l'on serait renfermé la majeure partie du temps.

L'exposition au levant est la meilleure. — Le point nord est celui qui convient le mieux pour les cuisines, et pour tout ce qui porte odeur.

Il est d'une assez haute importance que les ouvertures des habitations soient nombreuses, afin que l'air et la lumière puissent librement pénétrer.

Lorsque les fenêtres sont trop exposées aux rayons du soleil, et que l'on veut intercepter l'excès de lumière au moyen de rideaux, l'étoffe de couleur verte est celle que l'on doit préférer.

57.

Haleine mauvaise.

Un excellent remède serait l'usage de pastilles au chlorure de chaux.— Un autre remède, non moins réputé, serait l'usage du charbon végétal. — (Voir le chapitre 21.)

Si la mauvaise haleine est causée par une affection des fosses nasales, les remèdes que nous venons d'indiquer seraient le plus souvent inutiles. On pourrait renifler d'un mélange fait avec du chlorure de chaux liquide et dix à quinze fois son poids d'eau commune.

58.

Hoquet.

On peut se faire fortement éternuer ; — retenir longtemps son haleine, tout en se bouchant les oreilles et renversant la tête ; — avaler un ou deux verres d'eau chaude ou d'eau froide, dans l'une ou l'autre desquelles on aurait pu mettre une cuillerée à bouche d'eau sédative ou une cuillerée à café d'éther sulfurique. — (Voir les chapitres 38 et 45.)

On assure que bouleverser en quelque sorte la personne affectée, soit en lui jetant par surprise un verre d'eau à la figure, ou en lui annonçant une effroyable nouvelle, vraie ou fausse, serait aussi un excellent remède.

59.

Huile de millepertuis.

On nomme huile de millepertuis, de l'huile d'olive dans laquelle on a fait macérer quelques jours la plus grande quantité possible de fleurs fraîches de millepertuis, au temps de la floraison.

L'huile de millepertuis est un médicament vulnéraire, c'est-à-dire qu'elle sert pour le traitement des plaies et blessures. — Cette huile peut être employée soit simple, soit camphrée (tous les 10 à 15 grammes d'huile, 1 gramme ou une grosse pincée à deux doigts de camphre).

60.

Hydropisies. Enflures indolentes.

Les noms des hydropisies varient, selon les cavités ou les tissus qu'occupe l'épanchement d'eau. C'est ainsi que l'hydropisie sous la peau est une anasarque, un oedème; autour du cœur, un hydro-péricardite; dans la poitrine, un hydrothorax ; dans le bas-ventre, une ascite; daus le cerveau, un hydrocéphale ; etc.

Le but du traitement doit être surtout d'expulser le liquide épanché, de détruire les obstructions, de rétablir les sécrétions supprimées, de fortifier les organes de la circulation lymphatique affaiblis.

On prendra de la tisane faite avec au moins deux sortes des végétaux suivants : scille, polygala, racines de chiendent, graines de lin, queues de cerises, baies de genièvre. — Et on pourra essayer l'usage des purgatifs. — (Voir le chapitre 85.)

Quels que soient les remèdes que l'on fasse, un bon régime de nourriture est ordinairement l'adjuvant par excellence; c'est la chose même souvent plus nécessaire que les remèdes. — (Voir les chapitres 1 et 5.)

Si le malade est un enfant à la mamelle, on doit être à peu près certain qu'il ne prend qu'une quantité de lait insuffisante, ou un lait trop peu substantiel. — Il faut alors, mais non sans avoir consulté le médecin, sevrer au plus

tôt cet enfant, et le nourrir le mieux possible.
— (Pour la nourriture et les soins à donner
aux jeunes enfants, voir le chapitre 74.)

61.

Indigestion.

Dans tous les cas, on peut faire vomir. — On
met le doigt dans l'arrière-bouche et jusqu'au
gosier, ou bien on presse un peu sur l'estomac
et à plusieurs reprises; ou, encore, on boit de
l'eau tiède, avec ou sans sucre, ou de l'infusion
de thé, de tilleul ou de camomille; ou, enfin,
on prend un vomitif. — (Voir le chapitre 100.)

62.

Inflammations.

Les médicaments d'usage sont l'eau de cer-
feuil, de mauves, ou de graines de lin; les
cataplasmes de mauves, de farine de graine de
lin, ou de mie de pain; l'huile ou la pommade
camphrées, le cérat simple, le cérat camphré,
et, dans certains cas, le cérat saturné. — (Voir
les chapitres 16 et 20.)

4*

N. B. — La plupart des médicaments pour l'usage externe, à l'aide desquels on traite les inflammations, sont de nature à répercuter l'humeur, c'est-à-dire la repousser ailleurs.

Il serait donc prudent, surtout si l'inflammation est considérable ou ancienne, d'agir un peu sur le sang et sur toute la masse des humeurs, pendant toute la durée du traitement externe. — (Voir les chapitres 34 et 85.)

63.

Insomnie.
Impossibilité fréquente de dormir.

On reconnaît à l'insomnie deux genres de causes : soit un état habituel d'excitation nerveuse, qui agirait directement sur le cerveau, comme les vives préoccupations, les chagrins, les ennuis; soit certaines affections des organes du bas-ventre, et lesquelles réagiraient sur le centre du système nerveux.

L'insomnie est une incommodité qui, outre qu'on la combattrait par tous les efforts à apaiser l'excitation nerveuse, réclame ordinairement l'avis ou les soins du médecin.

64.

Ivresse.

On pourra faire vomir, comme nous l'indi-
quons pour l'indigestion. — (Voir le ch. 61.)

Que l'on ait fait vomir ou non, on passe
l'ivresse en prenant dans de l'eau, simple ou
sucrée, 6 à 10 gouttes d'alcali liquide, ou 10
à 15 gouttes d'acétate d'ammoniaque, ou une
petite cuillerée d'eau sédative. Si l'ivresse n'a
pas disparu au bout de 10 à 15 minutes de ce
remède, on peut le répéter comme la première
fois.

Un remède d'un autre genre, ce serait d'en-
fermer dans du fumier bien chaud tout le corps,
ne laissant que la figure à découvert.

65.

Ivrognerie.

L'ivrognerie est, sans contredit, l'un des
vices les plus dégradants, les plus honteux ;
c'est l'une des passions les plus viles et les plus
funestes.

Les suites de l'ivrognerie ont toujours été les crimes, les discordes, l'avilissement, la misère et l'abrutissement.

L'ivrogne n'a ordinairement ni conduite dans ses affaires, ni égards ou attention pour les personnes qui sont avec lui, ni modestie, ni crainte de Dieu. — (On sait qu'il faut craindre après Dieu tous ceux-là qui ne le craignent pas.)

Gardons-nous de noyer et flétrir dans l'orgie une âme créée pour commander au corps, et non pour en être l'esclave.

66.

Jaunisse. Pâles couleurs.

JAUNISSE. — Des remèdes que l'on peut faire sans aucune crainte, et qui conviennent pour tous les cas, sont ce qui est indiqué aux trois derniers alinéa du chapitre 60.

PÂLES COULEURS. — Cette maladie, qui est particulière aux personnes de sexe, filles ou femmes, se reconnaît tant à la pâleur du visage et des lèvres qu'à la mollesse des chairs et à

l'indolence générale, au manque et à la bizar-
rerie de l'appétit.

Pour ce qui concerne le traitement, l'essentiel est de fortifier ou enrichir le sang. — (Voir
le chapitre 1ᵉʳ.)

67.

Mal de dents.

Sur la joue ou sur la dent, on peut mettre
l'eau-de-vie camphrée, l'essence de térébenthine, l'éther. Sur la dent ou dans la carie, on
pourrait aussi mettre la teinture d'iode, la
créosote, l'alun : celui-ci soit simple, soit pulvérisé et mêlé à de l'éther sulfurique. — (Si
l'alun passe la douleur des dents cariées, c'est
surtout parce qu'il arrête la décomposition
chimique en quoi consiste la carie.)

N. B. — Souvent le mal de dents, quoique
causé par la carie, se fait sentir aux dents non
cariées. Lors même qu'il en serait ainsi, ne
soyons jamais si inconséquents que de faire
arracher de bonnes dents, pour laisser celles
qui sont absolument la cause du mal. Celui

qui fait enlever ou qui enlève des dents saines
n'est, sauf peut-être pour quelques cas très
rares, qu'un ignorant ou un insensé, sinon un
ami de la destruction. — (Un grand philosophe
moderne, M. A. Dumas fils, a dit : « Détruis le
moins possible. » — Vers ce précepte, le même
auteur a écrit ceux-ci : Ne crée rien sans savoir
à quoi tu t'engages. Ne fais que ce que tu peux
dire. N'écris que ce que tu peux signer. Ne dis
que la moitié de ce que tu penses.) .

68.

Mal d'yeux. Rougeur.

Si l'inflammation n'est ni considérable ni
ancienne, il suffirait souvent de bander l'œil,
mais légèrement, et au moyen de toile bien
propre ; — de lotionner avec de l'eau de mauves,
avec ou sans quelques coquilles de pavot ; —
de graisser à l'huile camphrée ou à la pommade
camphrée. — Nous serions loin d'être partisans
de l'usage de la pommade de Lyon, ainsi que
de toute autre drogue mercurielle. — (Voir le
chapitre 71.)

D'autres remèdes que ceux que nous avons déjà indiqués, sont les bains de pieds dans l'eau chaude, simple ou aidée d'une poignée de sel ordinaire ou de farine de moutarde ; — les vésicatoires sur l'un ou l'autre bras, mais non sur le cou (voir le chapitre 94) ; — la purgation répétée (voir le chapitre 85) ; — la dépuration (voir le chapitre 34).

Si le mal est très opiniâtre, s'il est rebelle aux remèdes que nous avons prescrits, ou qu'on ne veuille pas les mettre à profit, on pourrait, deux ou trois fois par jour, faire entrer chaque fois dans les yeux quelques gouttes du collyre ci-après : nitrate d'argent cristallisé, 10 à 15 centigrammes ; eau distillée, ou, à défaut, eau commune bien limpide, 30 gramm. Il serait bon, mais non indispensable, d'ajouter 10 gouttes de laudanum de Sydenham.

69.

Maladies de la bouche.

Scorbut. — Les gencives sont spongieuses, saignantes, sales, bleuâtres ; les dents vacillent, et elles tombent avec la plus grande facilité. Les humeurs sont décomposées ; la vie organique est abattue.

Il est ordinairement bon de changer de nourriture et d'air ; — de manger des légumes frais·

On peut faire usage de sirop antiscorbutique ; — boire de la décoction de citron avec l'écorce ; du petit-lait contenant par litre 2 à 4 grammes d'alun.

Quant au traitement de la bouche, on peut gargariser avec de l'eau tiède, vinaigrée et miellée, avec ou sans l'addition d'une petite cuillerée à café de poudre d'alun par verre de ce gargarisme. — Que l'on use de gargarismes ou non, il serait bon de faire usage de la cigarette de camphre.

APHTES. — Ce sont de petites ulcérations, provenant de petits boutons dont le sommet s'est ouvert. Ces sortes d'ulcères sont par toute la bouche, et jusque sur la langue.

On ne perdra pas de vue que le retard à faire des remèdes peut parfois porter le plus grand préjudice sur toute la masse du sang.

Si l'inflammation est très forte, on ne doit gargariser la bouche qu'avec de l'eau de racine de guimauve ou d'autres décoctions émollientes, mais non avec des choses acides, qui augmentent l'irritation.

Dans le cas où l'affection dont il s'agit serait grave, et surtout si elle tient à une maladie aiguë, le médecin doit être au plus tôt prévenu.

Lorsque l'inflammation est très légère, il peut suffire de gargariser avec de l'eau vinaigrée et miellée. — On pourrait aussi toucher les aphtes, mais légèrement, avec le crayon de nitrate d'argent.

70.
Mariage. Célibat.

La question du mariage, tout en appartenant au moraliste, est évidemment aussi du ressort de la médecine.

Lorsque le célibat est l'attribut des fonctions religieuses, il doit nécessairement être honoré et respecté. Mais, dans la vie ordinaire, il est la source de toutes sortes de maux; tel que le passé nous en fournit des histoires et le présent des exemples. — Le jeune âge des gens non mariés n'est que trop flétri par les écarts, les abus; et, plus tard, viennent les craintes et le remords, les ennuis, l'isolement final. — Si l'on peut s'en rapporter aux dires de Voltaire, il arriverait, dans tous les âges, beaucoup plus souvent aux célibataires qu'aux gens mariés de prendre fin par le suicide.

Il est établi et prouvé, soit par Odier, Huffeland, le docteur Casper, que, dans les deux sexes, le mariage est favorable à la longévité. — Parmi les hommes de 30 à 45 ans, il en meurt, en moyenne, 18 pour 100 dans ceux qui sont mariés, et 37 dans ceux qui ne le sont pas. Au nombre des hommes de 60 ans, il en reste en vie 48 de mariés pour 22 célibataires; à 70 ans, il en reste 27 pour 11; à 80 ans, 11 pour 3. — Il en est à peu près de même à l'égard des gens de l'autre sexe. — Disons donc, avec le Créateur : Il n'est pas bon que l'homme soit seul.

Avant de fixer nos intentions vers quelqu'un,

à dessein de mariage, voyons s'il y aurait là une alliance facilement possible et en tout convenable ; voyons particulièrement s'il y a rapport de caractères et d'inclinations, et si cette personne que nous aurions en vue se trouve dans une ligne au moins passable de réputation et de conduite. — On sait que la ruine ou la perdition des individus et des familles vient souvent de mariages entre personnes différant trop d'inclinations morales. — Les méchants perdent les bons ; mais ils ne se laissent guère améliorer par eux. — Si, affectionné pour quelqu'un qui ne convient pas à notre rang, nous savons éviter une mésalliance, nous ne nous épargnerons pas toujours la diffamation, la rancune, la vengeance, ou d'autres suites des amitiés imprudemment conçues et portées à un certain degré. — L'excès d'attachement aux choses du monde est toujours pour notre malheur, — Il a été dit, par l'illustre Bourdaloue, que toute personne sensée doit désirer peu de choses, et ces choses les désirer peu.

Aux personnes délicates et chétives, il est

plus spécialement important d'épouser quelqu'un d'une constitution forte. — La progéniture d'époux forts et robustes est généralement exempte de beaucoup des maladies et infirmités se rencontrant ailleurs. — Plutarque assure que les Lacédémoniens condamnèrent à l'amende leur roi, Archidamus, de ce qu'il s'était marié à une femme trop chétive.

Quant à la disproportion de fortune, elle ne devrait jamais être une raison d'empêchement de mariage. Une seule des bonnes qualités du pauvre peut valoir mieux que tous les biens du riche.

Tout ce qui n'est pas réellement un vice, qui n'est pas positivement blâmable, de l'un quelconque des époux, ne doit jamais attirer, de la part de l'autre, ni les mauvais traitements ni même l'indifférence. — Une personne sur qui nous avons autorité ou domination spéciale, est un bien que nous a donné à gouverner le Souverain-Maître; et n'oublions pas qu'un jour il nous demandera compte de notre administration.

L'âge le plus convenable pour le mariage est
de 20 à 30 ans pour la femme, et de 25 à 35 ans
pour l'homme. — L'essentiel est de ne pas se
marier avant que le corps ait pris son accrois-
sement, et que la raison puisse éclairer le choix.

Lorsqu'on a su préférer aux autres avantages
les qualités de l'esprit et du cœur, il est rare
qu'on ne fasse pas un mariage heureux.

71.

Mercure. Ses funestes effets.

On sait que le mercure peut dissoudre et
comme détruire certains métaux, dessécher et
faire périr les plantes. Or, un tel agent minéral,
employé comme médicament, ne saurait guère
entrer impunément dans le corps. Il peut dété-
riorer les constitutions, calciner et noircir jusqu'aux os et aux dents, et brûler le sang.

Les médicaments mercuriaux, de même que
la plupart des autres préparations pharmaceu-
tiques, portent le plus souvent des noms à la
prononciation desquels peu de gens sont à
même de reconnaître de quoi se compose l'in-

grédient. Les personnes du monde, non initiées
à la nomenclature par laquelle on pourrait parfois savoir s'il y a du mercure dans la drogue,
s'en vont user de celle -ci sans défiance. Si
maints désordres s'ensuivent, on ne veut encore
que rarement les attribuer à leur vraie cause.

Pour éviter d'employer le mercure sans le
savoir, on n'achètera aucune pommade, aucun
onguent ni emplâtre, sans demander au phar-
macien si telle préparation ne contiendrait rien
du minéral infâme en question.

72.

Migraine. Maux de tête.

Les douleurs de tête peuvent céder sous l'in-
fluence des applications locales, soit lotions ou
compresses, d'eau sédative (voir le chapitre 38);
— les bains de pied dans l'eau chaude, avec
une poignée de sel ordinaire ou de farine de
moutarde, ou un quart d'heure la moutarde
aux jambes; ces bains ou sinapismes toujours
à jeun, ou au moins une heure et demie après
que l'on a mangé.

On pourrait aussi combattre le mal de tête
en avalant, dans un peu d'eau, simple ou
sucrée, ou sur du sucre, 6 à 10 ou jusqu'à 15
gouttes d'éther sulfurique ; remède qui, s'il
produit un bon effet, pourrait être répété une
ou deux fois, à 10 ou 15 minutes d'intervalle.
— (Voir le chapitre 45.)

Contre la sujétion à avoir fréquemment des
maux de tête, on peut essayer la purgation.
— (Voir le chapitre 85.) — Que l'on purge ou
non, il conviendrait souvent de faire vomir. —
(Voir le chapitre 13.) — Le cas de mal de tête
où le vomitif est d'ordinaire le meilleur remède,
c'est quand il s'agit de la migraine. — (On
appelle migraine une douleur intermittente,
périodique ou irrégulière, ordinairement violente, qui occupe une moitié de la tête, plus
souvent la gauche que la droite, qui occasionne
la fièvre, une chaleur brûlante à la peau, des
vomissements, ou au moins des envies de
vomir ; une extrême irritabilité du cerveau et
des sens, un grand accablement.)

73.

Le venin de la vipère est donné par ses deux crochets ou dents canines.

La morsure de vipère a des effets violents et prompts. Mais, s'il n'y a qu'une seule plaie, cette morsure est rarement mortelle pour l'homme, c'est-à-dire pour l'espèce humaine.

Pour une morsure quelconque, soit de vipère ou non, le premier remède consiste à laver la plaie à l'eau simple, ou plutôt soit à l'eau salée, ou à l'eau de savon, ou à l'eau sédative, ou à l'eau contenant de l'alcali liquide, ou à l'eau de chaux. — Puis il est bon de faire saigner : soit par de plus ou moins fortes compressions, par des frottements d'une toile rude ou d'une brosse, ou par l'application d'une ventouse (un grand verre à liqueur, un verre à boire ou une petite tasse, que l'on renverse aussitôt après y avoir mis un peu de papier allumé; celui-ci, qui reste ainsi sous le vase, ayant pour effet d'y brûler l'air). Sitôt le verre bien adapté, on fait au-dessus de la morsure une ligature très fortement serrée, soit au moyen de plusieurs tours d'une ficelle ou d'une tresse.

Lorsqu'il n'y a point de production de sang, ou dès qu'elle est terminée, il importe de cautériser : soit avec de l'alcali liquide, ou du beurre d'antimoine, ou un morceau de potasse caustique, ou la pierre infernale, ou, si la morsure est considérable, et pour tous les cas où elle viendrait d'animaux enragés, le fer rouge.

Si, lorsqu'on est mordu par la vipère, ou par un autre serpent quelconque, on n'a à sa disposition aucun des secours que nous avons indiqués, il faut, s'il est possible, sucer ou faire sucer la plaie, fortement et à plusieurs reprises. Il est bien entendu que l'on doit cracher chaque fois que l'on a sucé. — (Il ne faut aucunement craindre d'aspirer ainsi dans la bouche le venin des serpents. — Le venin de la vipère est inoffensif sur les muqueuses, et n'a d'action que par les plaies.)

Que l'on soit mordu par un serpent, ou par un animal enragé ou supposé atteint de rage,

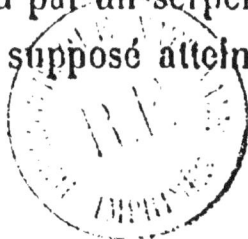

5

la plus prompte intervention du médecin serait
toujours très utile.

74.

Nourrices.
Soins à donner aux jeunes enfants.

'A en excepter quelques cas rares, la mère
est la meilleure nourrice de l'enfant, lequel est
déjà, avant d'être né, habitué en quelque sorte
aux sucs qu'elle a élaborés elle-même.

· La surveillance des nourrices est très diffi-
cile. On a surtout à craindre d'ignorer les vices
moraux, lesquels, et c'est là une vérité hors de
doute, influent sur le nourrisson. — (Diodore
dit que la passion de Néron pour la boisson,
passion qui le fit nommer Bibérius au lieu de
Tibérius, était attribuée à ce qu'il aurait eu
une nourrice ivrogne. — On dit de Caligula
qu'il pouvait être si grand sanguinaire de ce
que sa nourrice aurait eu l'habitude d'humecter
son sein avec du sang, pour que son nourrisson
le prît mieux.)

Le meilleur âge des nourrices est de 20 ans

à 30. Il est assez généralement admis qu'un premier lait ne vaudrait pas un second. — Le lait ne doit être ni trop vieux ni trop jeune; il ne doit sentir ni le rance, ni l'échauffé, ni l'aigre. — Les femmes brunes ont d'ordinaire un sein moins volumineux que celui des blondes; mais c'est presque toujours que les veines de celles-ci sont moins remplies, et que le lait ne vaut pas.

Un des dangers des nourrices, c'est que souvent, si elles manquent de lait, elles y substituent de mauvais aliments.

Nous dirons ici que les bouillies de farines, surtout si on en usait plus d'une fois par jour, ou même seulement une fois chaque jour plusieurs jours de suite, digèrent ordinairement mal dans tout estomac, et plus particulièrement chez les enfants en bas âge. La bouillie qui digère le mieux serait celle de mie de pain blanc, bien levé et bien cuit. — Les aliments des enfants ne doivent pas toujours être cuits au lait, ni toujours à l'eau et au sucre, mais tantôt de l'une de ces façons et tantôt de l'autre;

et il ne faut jamais mettre considérablement de sucre.

Le vin rouge pur, et beaucoup plus expressément le vin blanc, doivent être prohibés aux jeunes enfants. — On peut donner de l'eau modérément sucrée, de l'eau rougie de vin, avec où sans sucre; de l'eau d'orge, de l'eau de riz. On pourrait aciduler avec du jus de cerises, bonnes et bien mûres; du jus, du sirop ou de la gelée de groseilles. Mais qu'on ne fasse prendre aucune boisson acidule, quand on a donné depuis moins de quelques heures un aliment laiteux.

A propos de la personne qui allaite, on reconnaît que si des crudités quelconques, des haricots, navets ou autres aliments grossiers et venteux entrent dans sa nourriture, elle en est d'ordinaire bien moins influencée que l'enfant, qu'elle voudrait souvent alors, si elle n'en est pas la mère, guérir par de mauvais traitements.

Ce n'est pas sans la faute des nourrices que sur un cent d'enfants qui naissent en France, il y en aurait, selon M. Duvillard, vingt-trois de morts au bout d'un an.

Lorsqu'on veut sevrer un enfant, il faut préférer la saison d'été. — L'enfant devra d'abord, pendant plusieurs jours, téter une fois de moins par jour; puis, durant quelques autres jours, une fois de moins que les précédents, et ainsi de suite.

Pour ce qui est de l'exercice, du mouvement, il n'est pas moins nécessaire aux jeunes enfants que dans tout autre âge. Et même, si ces êtres délicats ne sont exercés que sur le bras, sans être parfois assis, abandonnés à eux-mêmes, accoutumés à se soutenir et à se traîner, les membres sont beaucoup plus lents à prendre des forces; et souvent ces enfants arrivent dans leur seconde année, comme des espèces de paralytiques, ne sachant faire un pas.

Quant à la dentition, on la faciliterait en faisant prendre l'ostéine. C'est ainsi qu'on appelle une préparation qui se trouve en pharmacie, et qui se compose d'albumine et de phosphate de chaux. — (Le phosphate de

chaux est le principe générateur des dents et
dos os.)

75.

Oisiveté. Désœuvrement.

Outre que l'inaction, l'oisiveté, nuit beaucoup à la santé du corps, on ne voit guère les
désœuvrés mettre leur esprit, leurs affections,
soit à penser au bien, soit à le mettre en pratique. Ils préfèrent s'entretenir contre la reli-
gion, contre Dieu, contre le clergé, contre tout
ce qui est bon et honnête ; se ruiner et s'avilir
dans les excès, dans les abus ; acquérir ainsi
certains mérites que le corps, aussi bien que
l'âme, ne manque pas de payer plus tard. —
(On doit comprendre que l'arbre à mauvais
fruits ne saurait rester épargné, lorsque les
plus terribles sentences sont prononcées contre
l'arbre stérile. — Inspiré des principes de l'E-
vangile, Sa Sainteté Pie IX a dit : Quiconque
évite de faire du bien qui lui est possible, sera
puni puissamment.)

76.

Opérations chirurgicales.
Renseignements sur les anesthésiques.

Autrefois, on avait à s'effrayer pour se soumettre à une opération chirurgicale, dans la crainte des douleurs qu'il fallait endurer. Mais à l'époque où nous sommes parvenus, le chirurgien habile peut, sans inconvénients, attaquer immédiatement la sensibilité, l'éteindre graduellement, et la rendre tout à fait muette, soit pour un temps donné ; soit pour tout le temps de l'opération, et ainsi agir à son gré sur la matière humaine.

Cette suspension de sensibilité a lieu sous l'inspiration du principe volatil qui se dégage de certaines substances liquides, qu'on appelle les anesthésiques, et qui sont l'éther, le chloroforme et l'amylène.

77.

Palpitations.

Les palpitations peuvent dépendre d'une

maladie du cœur. Mais, fort heureusement,
elles sont le plus souvent nerveuses, ou anor-
males, irrégulières, tenant ainsi à la faiblesse
du sang.

Pour le traitement des palpitations nerveuses,
genre d'affections qui figurent au nombre des
maladies chroniques, et qui sont moins une
maladie qu'une sorte d'infirmité, souvent ac-
compagnées d'oppression, de tournoiement de
tête, et quelquefois de menace de défaillance,
on consultera nos chapitres 1 et 2.

78.

Panaris, ou Mal d'aventure.

Le panaris est une inflammation de l'extrémité des doigts. Il est superficiel ou profond.

Au début du mal, quelques sangsues ou le
bain local pourraient être d'utilité. Ces deux
genres de remèdes conviendraient surtout
quand le mal vient d'une coupure ou piqûre
malsaine, et qu'alors il importerait d'extirper
la matière irritante. — Qu'on ait employé ou
non les remèdes dont nous venons de parler,

on peut mettre à profit ceux que nous allons indiquer, savoir :

Au cas d'inflammation superficielle, on consultera le chapitre 62.

S'il n'y a pas d'inflammation apparente, aucunement ou pas beaucoup de sensibilité, on pourra faire des lotions ou mettre des compresses d'eau-de-vie camphrée, simple ou contenant par cuillerée quelques gouttes d'eau de saturne.

Lorsqu'il y a fièvre, douleurs insupportables, il faudrait peut-être inciser la tumeur. — Si le panaris n'a pas été ouvert avant qu'il y ait du pus, il faut à celui-ci donner une issue.

Après que l'humeur est sortie, on lave le mal à l'eau tiède, on le recouvre de fine charpie, et on enveloppe d'un doigtier ou d'une bandelette, qui ne doivent être que très peu serrés. On change de charpie au moins une fois par jour, la mouillant d'huile camphrée ou d'eau salée chaque fois qu'il y a de la demangeaison. — On pourra trouver d'autres remèdes au chapitre 29.

79.

Paralysie.

Les principales ressources sont les frictions locales, tant avec le gant électrique qu'à l'aide soit d'eau de mélisse des Carmes, soit d'alcali volatil, ou alcali liquide, mêlé à six ou sept fois son poids d'huile d'olive; — les frictions, lotions ou compresses d'eau-de-vie camphrée (voir le chapitre 16), d'eau sédative (voir le chapitre 38); — la purgation, et de préférence au moyen de pilules ou autres composés drastiques, capables de déterminer dans le corps la forte perturbation nécessaire (voir le chapitre 85), la transpiration abondante, provoquée surtout par les boissons sudorifiques. (Voir le chapitre 93.)

80.

Petite-vérole.

Cette maladie est discrète ou confluente, selon que les boutons sont rares ou fort nombreux.

Le traitement, devant varier suivant les périodes de la fièvre, demande d'être guidé par le médecin,

Mais ce qu'il importe au public de connaître, c'est qu'après le dernier développement de la maladie, après que les pustules varioliques ont cessé de suppurer, les matières purulentes qui ont été portées dans la circulation devraient être modifiées ou expulsées. — (Voir les chapitres 34 et 85; et, pour le cas de douleurs locales, le chapitre 36.)

81.

Pieds froids.

Les gens sujets au froid des pieds doivent avoir un soin tout particulier à éviter de rester habituellement les jambes immobiles. — (Le froid que l'on endure dans l'inaction a toujours des effets beaucoup plus funestes que si on le ressent pendant que les membres agissent.)

82.

Piqûres.

D'AIGUILLES. — On fera saigner un peu, s'il est possible, sans cependant presser trop fort. — Un cataplasme adoucissant serait utile dans les cas graves.

D'ORTIES. — On frottera avec des feuilles de sureau, d'oseille ou de marguerite; ou bien on mouillera avec de l'eau salée. — Le sel ammoniac vaudrait mieux pour cela que le sel ordinaire.

D'INSECTES. — S'il y a un dard, il faut tâcher de l'arracher. — Qu'on l'ait retiré ou non, on mouille d'acide phénique, ou d'alcali liquide, ou d'eau sédative, ou d'un mélange fait d'alcali liquide et soit d'huile d'olive, soit même de toute autre huile comestible; ou enfin on peut mouiller aussi avec de l'éther, mouiller ou mettre des compresses d'eau salée, ou d'eau contenant soit de l'alcali liquide, soit de l'un des alcalis solides : chaux, soude, potasse. — (Le nom d'alcali donné à l'ammoniaque liquide lui vient de ce qu'elle a, comme les autres alcalis, la propriété de se combiner aux acides, et de les anéantir, en formant avec eux des sels neutres. — C'est principalement en neutralisant l'acide des venins, que les médicaments alcalins agissent sur les plaies envenimées.)

Pour les piqûres de cousins, on pourrait aussi, et c'est même ordinairement là le meilleur remède, bassiner avec du jus de citron ou du vinaigre, ces liquides purs ou étendus d'eau.

N. B. — Si des êtres naturellement exempts de venin en inoculent quelquefois, c'est qu'ils se seraient récemment imprégnés de ce virus sur des matières animales, charbonneuses ou putréfiées.

83.

Point de côté.

S'il n'y a aucunement ou s'il n'y a pas sensiblement de fièvre, la douleur est musculaire, soit rhumatismale ou névralgique.

Qu'il y ait de la fièvre ou non, que le point soit ou ne soit pas musculaire, voir ce qui est indiqué au chapitre 36.

Lorsqu'il y aurait une forte fièvre, il faut craindre une fluxion de poitrine. — (Pour avoir des renseignements sur cette maladie, on pourra consulter le chapitre 51.)

84.

Professions. Exercices. Distractions.

Les travailleurs des champs, les gens des campagnes, tous ceux qui savent faire en sorte de ne jamais trop rester le corps immobile : voilà ceux qui sont le plus généralement exempts de maladies et infirmités, et qui ont d'ordinaire la plus vigoureuse vieillesse.

Il est de toute importance que chacun s'occupe et agisse. — L'action est pour le physique ce que l'étude est au moral ; c'est-à dire qu'il faut de l'exercice au corps et qu'il en faut aussi à l'esprit.

Les exercices de l'esprit n'abrégent pas les jours. — Les hommes qui ont vécu près ou plus d'un siècle se trouvent surtout parmi les savants ; comme on pourrait le dire de Buffon, Zénon, Pittacus, Homère, Cornaro, Thalès,

Plutarque, Hippocrate, Galilée, Solon, Platon, Fontenelle, Newton, Voltaire.

Les gens qui travaillent assis ont plus besoin d'un exercice ambulatoire, telle serait la marche ; et on comprend par là que tous ceux dont les professions n'exigent pas le mouvement des jambes, doivent regarder comme un bien-être d'aller prendre leurs repas loin du lieu où ils travaillent. Il faut des distractions morales, telles que l'étude, la lecture, à quiconque dont les occupations habituelles sont de nature à fatiguer le corps.

85.

Purgation.
Choix et emploi des purgatifs.

PURGATION. — La plupart des maladies sont produites, et toutes peuvent être compliquées, soit par l'acrimonie, l'épaississement, la viscosité, l'échauffement ou la surabondance des humeurs.

Or, on conçoit qu'arrêter le mal dans sa source, s'en prendre directement à la cause, éliminer ou chasser du corps les immondices, les rebuts ou matériaux qui seraient usés, viciés ou en excès, ce doit être là un remède des plus rationnels.

Non-seulement il convient de recourir aux purgatifs pour guérir les maladies, mais on doit le faire aussi pour les prévenir. Se purger, une ou plusieurs fois par an, périodiquement ou non, et surtout si on le fait à la veille ou au commencement du printemps ou de l'automne, est un excellent moyen, en dégageant la tête, l'estomac, les intestins, tous les organes et les viscères, d'entretenir la santé, de prévenir les maladies.

L'expérience confirme chaque jour qu'il est plus salutaire d'agir sur les humeurs que de pratiquer des saignées.

La purgation serait inutile ou nuisible lorsqu'on est en parfaite santé.

Comme il y a des maladies dans lesquelles il n'y aurait point lieu de purger, et qu'ainsi le public se trouverait souvent dans l'embarras à ce sujet, nous assurons que la purgation est applicable à tous les cas où, appuyés sur les principes des plus dignes autorités, nous la prescrivons dans ce livre.

Dans les maladies, comme dans tout autre cas, il serait d'ordinaire imprudent de purger lorsqu'il y a beaucoup d'irritation ou de sensibilité à l'estomac ou aux intestins; lorsqu'on est notablement fatigué, agité, chagriné ou tracassé.

La purgation s'effectue mal si, ce jour-là ou la veille, on a pris une nourriture contraire : soit surtout des aliments vinaigrés ou autrement acides, des crudités ou même du laitage.

Les ferrugineux, le vin de quinium, le vin de quinquina, les amers, l'iodure de potassium et les huiles ou autres substances qui le contiennent, ou les autres dépuratifs quelconques non acides; tout cela, si on en fait usage, n'a pas besoin d'être supprimé pour les jours de purgation, ne pouvant être que favorable à l'action purgative.

Quant aux intervalles à mettre depuis une purgation jusqu'à l'autre, pour le cas où l'on répète beaucoup ce remède, on pourrait agir d'abord deux fois à trois jours de distance, deux fois de cinq en cinq jours, et ensuite une fois toutes les semaines ou toutes les deux ou trois semaines.

CHOIX ET EMPLOI DES PURGATIFS. — Quand il existe une fièvre aiguë, ou lorsque, même sans fièvre, il y a notable irritation à l'estomac ou aux intestins, ou lorsqu'on veut se purger soit pour prévenir les maladies, dissiper un malaise commençant ou ne datant pas de loin, soit pour ramener ou régulariser l'appétit, il faut, dans tous ces cas, préférer un purgatif doux.

Si on emploie un purgatif violent, un drastique, pour traiter une indisposition, un dérangement dans l'état général de santé, et que ce malaise soit l'avant-coureur d'un érysipèle, d'une fluxion de poitrine ou d'une autre fièvre aiguë, il pourra s'ensuivre que la purgation, au lieu de nettoyer doucement le tube intestinal, désobstruer ou dégorger les viscères et adoucir le sang, échauffe davantage ce liquide, irrite tout l'organisme, amène la fièvre et les frissons, et fasse déclarer une maladie que les purgatifs doux eussent pu prévenir.

Si on n'avait jamais été purgé, ou seulement qu'on ne l'eût pas été depuis un mois ou davantage, et qu'on ne voulût pas répéter ce remède au moins trois fois de suite, les évacuants doux vaudraient mieux que les drastiques, ceux-ci ébranlant du premier coup plus d'humeurs qu'ils n'en peuvent évacuer.

Dans les maladies et affections chroniques, on peut employer les purgatifs doux. Et c'est même avec ce genre d'évacuants qu'il conviendrait le mieux d'agir pour les deux ou trois premières fois. — On pourrait aussi se servir de magnésie, en chocolat ou autrement. Mais la magnésie, et surtout si on en prenait assez pour obtenir une entière purgation, agirait en caustique; tel que dit l'avoir constaté le professeur Trousseau, qui ajoute que la substance en question, la magnésie pourrait, dans certains cas, irriter les intestins jusqu'à occasionner des déjections sensiblement sanguinolentes. — Qu'on ait employé ou non les purgatifs doux ou la magnésie, on est souvent obligé, dans les maladies datant de des mois ou des années, de recourir aux drastiques.

Au nombre des purgatifs doux se trouvent surtout l'huile de ricin, le citrate et le sulfate de magnésie. — (C'est le citrate de magnésie qui est la base du sel de Rogé. Le sulfate de magnésie est ce que l'on appelle sel de Sedlitz, sel d'Epsom.) — La dose, soit d'huile de ricin, soit de citrate ou de sulfate de magnésie, est de 30 à 60 grammes (en moyenne, 45 gramm.), que l'on peut prendre dans de l'eau, sucrée ou non, ou dans du bouillon aux herbes. Ces liquides véhicules ne doivent être ni bien chauds ni froids. — Si l'on n'est pas malade à tenir le lit, ou seulement si l'on n'a pas de fièvre forte ou de maladie aiguë, on pourrait aussi prendre l'huile de ricin dans du café noir, tiède ou froid. —On prend ces purgatifs, huile de ricin ou sels de magnésie, étant à jeun, de préférence deux à trois heures avant le moment ordinaire du déjeuner, et en une ou plusieurs reprises. — Après chaque évacuation, il est bon de boire du bouillon aux herbes, ou même de tout autre bouillon léger.

Les purgatifs drastiques sont nombreux. La plupart appartiennent au règne végétal.

Les purgatifs drastiques tirés des végétaux sont souvent employés réunis plusieurs ensemble. De tous les purgatifs drastiques composés, les deux principaux genres sont les elixirs et les pilules.

Si nous avions à user d'un élixir purgatif, nous voudrions le composer nous-mêmes. — Nous mettrions ensemble 5 grammes d'aloès en poudre, 100 grammes de sirop de rhubarbe composé, dit sirop de chicorée, et 60 grammes de bonne et forte eau-de-vie. — L'elixir serait tenu dans une bouteille, que l'on agiterait quelques coups chaque fois que l'on voudrait y puiser.

Et s'il s'agissait de composer des pilules purgatives, soit, par exemple, un nombre de quarante, nous voudrions mettre : aloès, 3 grammes ; jalap, 35 décigrammes ; gomme-gutte, 2 grammes ; scammonée d'Alep, 15 dé-

cigrammes; — le tout en poudre. — (Le prix
de toutes les substances des quarante pilules
serait de 80 centimes, dont 5 l'aloès, 15 le jalap,
10 la gomme-gutte et 50 la scammonée.)

Pour ce qui est de la dose des purgatifs drastiques, on peut commencer à une cuillerée à
bouche d'élixir ou à trois ou quatre pilules; et,
aux autres purgations, on pourrait augmenter
ou diminuer, selon qu'il y aurait eu insuffisance
ou surabondance d'évacuations. (On admet
qu'il faut quatre à six selles pour une purgation
moyenne.)

Toute heure de la journée convient pour
prendre les purgatifs drastiques. On peut choi-
sir ce moment selon celui auquel on désire
obtenir les évacuations.

On peut prendre tout purgatif drastique une
demi-heure ou une heure avant le repas. Mais
il conviendrait ordinairement mieux de ne
manger qu'aux premières évacuations.

Si l'on se trouvait altéré pendant l'action
purgative drastique, on pourrait boire de l'eau,
simple ou sucrée, mêlée à un quart ou un cin-

quième de bon vin rouge, ou à environ un vingtième d'eau-de-vie.

86.

Rétention d'urine.

On peut boire de la décoction d'orge et de chiendent, de la limonade au citron; boissons dans toutes lesquelles il importerait de mettre par litre 2 à 3 grammes de nitre (que l'on appelle aussi nitrate de potasse, sel de nitre, salpêtre).

Un autre remède consisterait à mettre sur le bas-ventre des cataplasmes émollients, soit de farine de graine de lin, saupoudrés de sel ou arrosés d'eau sédative. — (Voir le chapitre 38.)

87.

Rougeole.

L'essentiel est non-seulement que l'éruption se fasse bien; mais il est aussi très important qu'elle ne disparaisse pas trop vite. A ce double point de vue, on doit surtout tenir l'enfant chaudement, et ne lui faire ou laisser boire rien de froid.

Le médecin est très utile. On doit se hâter de l'appeler aussitôt que la maladie se déclare.

88.

Sangsues.

Les sangsues de moyennes dimensions sont généralement les meilleures. En outre, les sangsues sont bonnes en proportion de leur agilité dans l'eau.

Pour reconnaître si les sangsues viennent de servir, on les fait glisser entre le pouce et l'index, à partir de la petite extrémité jusqu'à la tête. Si elles ne rendent rien, elles sont à jeun.

On doit éviter de poser les sangsues sur les seins, sur les paupières ou aux alentours.

Pour exciter les sangsues à mordre, on les affame, en les enfermant 10 minutes dans un linge chaud. — Les sangsues prennent mieux si la peau vient d'être bien lavée à l'eau tiède, et surtout si, avant d'être lavée, elle a été rougie par la moutarde. — Une pomme creusée en godet, et employée ainsi à recouvrir et contenir les sangsues sur la peau, les engage à prendre.

Pour faire lâcher prise aux sangsues, il suffit de les saupoudrer de quelques grains de sel ordinaire.

A mesure que les sangsues tombent, on peut, si le sang s'arrête trop tôt, l'empêcher de se coaguler, en lotionnant de temps en temps les piqûres avec de l'eau un peu chaude.

Dans le cas où l'on perdrait trop de sang, on aurait à consulter le chapitre 31.

Si la place où sont les piqûres venait à beaucoup s'enflammer, on pourrait y mettre un cataplasme de farine de graine de lin.

89.
Soins extérieurs.

Un des premiers soins pour l'extérieur du corps, c'est la propreté.

Autant la propreté est estimable (saint Augustin la nomme une demi-vertu), autant la

6

malpropreté est au moins une négligence, et qui n'admettrait guère d'excuse.

La malpropreté nuit tout particulièrement en ce qu'elle s'oppose à la transpiration, et qu'elle est un obstacle à l'entrée de l'air par les pores. Ceux-ci s'obstruent d'autant plus facilement qu'ils sont infiniment petits. — (Il y a 37 pores à la peau humaine sur la longueur d'un millimètre, ou 37 fois 37 par millimètre carré, ou 2,012,430,000 pour la superficie d'un homme de moyenne stature.)

On doit se tenir propre non-seulement en se lavant le corps ou changeant de linge personnel et de linge de lit; mais il faut aussi savoir s'éloigner de toute personne, de tout lit, vêtement ou autre objet dont le contact pourrait donner quelque mal.

Un autre soin que la propreté, c'est d'éviter que le corps passe brusquement d'une température à une autre, et surtout du chaud au froid.

Il y a les plus grands risques à arrêter brusquement une sueur ou une moiteur de tout le corps, à éprouver une fraîcheur générale. On ne pourrait pas non plus sans danger ressentir un refroidissement local quelconque.

On ne saurait trop redouter les courants d'air, et surtout ceux des appartements.

Les courants d'air s'établissent dans tout appartement dès qu'il y a, à la fois, deux ou plusieurs portes, fenêtres ou vasistas d'ouverts, et que ces ouvertures ne sont pas toutes à une même face de la pièce. Toutefois, on ne saurait être atteint par les courants d'air des habitations, s'ils sont plus élevés qu'à hauteur d'homme.

On ne devrait jamais s'exposer nu-tête à l'action d'un soleil très ardent.

90.

Soins de la bouche.

Un des meilleurs moyens d'habituer les gencives à bien supporter l'air vif, c'est de toujours se rincer la bouche avec de l'eau froide.

Les gencives molles, sensibles, celles qui seraient sujettes à saigner, peuvent être traitées par des gargarismes d'eau froide contenant tout l'alun qu'elle aurait pu dissoudre. — Pour toute affection des gencives, on peut se gargariser avec de l'eau dans laquelle on aurait mis par quart de verre une ou deux pincées d'une poudre dentifrice composée ainsi : kina rouge, 6 grammes; sucre, 4 grammes; huile volatile de menthe, 2 gouttes. — Et s'il s'agit de fortifier, de raffermir les gencives, on peut se servir aussi de l'elixir odontalgique.

Quant à la bouche qui exhalerait une mauvaise odeur, il peut y avoir différents cas pour le traitement, selon que la bouche serait pâteuse et amère ou non, et que la langue serait ou ne serait pas chargée. — (Voir les chapitres 13 et 57.)

Lorsqu'on frotte ou qu'on brosse les dents, il faut toujours agir dans la direction de la racine à la couronne, et cela dans le but de ménager les gencives.

Aucune espèce de métal, comme pointe de couteau ou d'aiguille, ne devrait toucher les dents. Le nettoyage des dents au moyen de pointes métalliques est une des causes de la carie.

Les fruits aigres, ainsi que tout autre acide
végétal, sont dangereux pour l'émail. Il en est
infiniment pire des acides minéraux, bien re-
connus pour capables de corroder et comme
dissoudre les dents.

91.

Sommeil.

Préceptes pour la salubrité des lits.

SOMMEIL. — On doit plutôt se coucher de
bonne heure le soir que se lever trop tard le
matin. — Le sommeil de la nuit vaut mieux
que celui du jour.

Dormir moins de quatre à cinq heures par
jour deviendrait bientôt funeste à la santé.

Trop de sommeil dispose à l'apoplexie, à
l'obésité, qui est l'excès d'embonpoint; à l'i-
nertie mentale, qu'on appelle plus communément l'idiotisme.

Ce sont les gens qui travaillent de l'esprit
qui peuvent le moins supporter les fréquentes
privations de sommeil.

Lorsque l'on n'est pas malade, il ne faut

rester au lit que pour se reposer ou dormir;
c'est-à-dire qu'il vaudrait mieux se lever et
s'occuper que d'être longtemps au lit à s'agiter,
rêvasser ou s'ennuyer.

Un repos vers le milieu du jour convient
l'été aux travailleurs des champs et aux voya-
geurs; et, en toute saison, les enfants et les
convalescents se trouvent d'ordinaire bien aussi
de cette sieste ou méridienne.

On doit s'accoutumer à dormir indifférem-
ment sur les deux côtés du corps. Sans cela, la
droite comme la gauche souffrent; l'inégalité
peut se mettre entre les organes symétriques
de l'un et l'autre côté, et d'autres disgrâces
aussi peuvent surgir.

Pour avoir un sommeil paisible et bien répa-
rateur, il ne faudrait rien avoir près de soi qui
pût altérer ou appauvrir l'air; il faudrait n'en-
tendre aucun bruit, n'être pas trop renfermé,
comme on le serait trop dans des alcôves closes;
avoir la tête couverte, les pieds chauds, la digestion faite ou bien avancée, et l'esprit tranquille.

PRÉCEPTES POUR LA SALUBRITÉ DES LITS. —

Les lits, pour être sains, doivent être plutôt un peu résistants que trop mous.

On ne devrait jamais coucher sur des lits de plume ou des matelas qu'on aurait achetés d'occasion, ou sur lesquels aurait pu souffrir ou mourir quelqu'un, sans que ces objets eussent été lessivés ou au moins lavés à grande eau.

Il est bon que les matelas, les draps de lit, les couvertures, soient exposés de temps en temps au soleil et à l'air.

92.

Substances hémostatiques.

Au nombre des substances ayant la propriété d'arrêter le sang, on peut citer, principalement, le perchlorure de fer liquide, la vesse-de-loup, la résine de colophane, la gomme arabique, le charbon de bois. — La poudre hémostatique de Bonafoux se compose de quatre parties en poids de résine de colophane, une partie de gomme arabique et une de charbon de bois.— Dans certains cas, et notamment pour arrêter le sang des piqûres de sangsues, on emploie aussi, à l'état de poudre fine, le plâtre, ou gypse. Cette substance, employée comme hémostatique, agit surtout comme ne se combinant pas avec le sang.

93.

Sudorifiques.

L'eau chaude, simple ou légèrement sucrée, et prise en abondance, est le premier des sudorifiques.

Des boissons plus énergiques sont les infusions de bourrache, de fleur de sureau; les décoctions de salsepareille, de squine, de racine de bardane, de bois de gayac (râpé ou en poudre.

Toute boisson sudorifique serait rendue plus active si on y associait un principe ammoniacal: si, par exemple, on y mettait par litre une pincée de sel ammoniac, ou quelques gouttes d'ammoniaque liquide, qui est l'alcali volatil, ou une demi-cuillerée d'eau sédative. — (Pour la préparation de l'eau sédative, voir le chapitre 38.)

94.

Suppuratifs. Vésicatoires. Cautères.

SUPPURATIFS. — On appelle ainsi tout ce qui a la propriété de provoquer ou d'accroître la sortie de l'humeur sur les plaies, soit naturelles ou artificielles.

Il n'appartient guère qu'au médecin de constater les cas où il est utile d'exciter la suppuration.

Pour produire à la peau, et d'ordinaire en peu de temps, une suppuration abondante, il suffirait de frictionner, matin et soir, avec de l'onguent de garou, ou avec de la pommade stibiée (ce qui veut dire émétisée).

La poudre d'iris, et plus encore celle de fleur de muguet blanc, ou petit muguet des bois, sont éminemment actives à exciter les exutoires (vésicatoires, cautères ou autres plaies artificielles.)

VÉSICATOIRES. CAUTÈRES. — Tel que l'expriment le professeur Gerdy et d'autres médecins célèbres, dont les paroles méritent d'être repro-

6*

duites, les exutoires attirent au dehors la pu-
tridité qui cause la maladie ; et ils produisent
de grands effets, pourvu qu'ils demeurent longtemps ouverts et fluent longtemps.

Les vésicatoires fluent longtemps si, au bout
d'un ou deux jours de suppuration, on remplace
la feuille végétale par du papier épispastique,
notamment celui d'Albespeyres.

Dès que la boucle ou vessie d'humeur d'un
vésicatoire est formée, que l'épiderme est bien
levé, le séjour de l'emplâtre est inutile. — Si
l'eau n'a pas d'issue, on crève la peau sur un
ou plusieurs points, et on n'enlève ladite pelli-
cule que le lendemain ou le surlendemain.

Les vésicatoires, cautères et autres exutoires
doivent être supprimés sitôt que la cause de
leur emploi n'existe plus.

Si on établit un cautère sur quelqu'un dont le
corps n'a pas acquis tout son développement,
il ne faudrait jamais laisser cette suppuration
durer plus de quelques mois. Le passage con-
tinu et prolongé des humeurs dans les chairs
empêche inévitablement la croissance des ré-

gions dans lesquelles il a lieu. — (Il y a d'autres moyens, aussi directs que les cautères, pour dépurer le sang et toutes les humeurs. — (Voir les chapitres 34 et 85.)

95.

Typhoïdes.

La typhoïde a cinq formes : forme inflammatoire (vraie typhoïde); formes bilieuse, muqueuse, adynamique ou putride, ataxique ou nerveuse.

Les symptômes caractéristiques des fièvres typhoïdes sont l'air d'hébétude, la prostration, le délire, la stupeur, le dévoiement, le météorisme (tension douloureuse du bas-ventre).

Les fièvres typhoïdes ne sont que probablement contagieuses. — C'est fort rare qu'elles attaqueraient deux fois le même individu. — On ne les voit guère dans l'enfance, presque jamais au delà de 50 ans; et c'est de 18 à 30 ans qu'on y est le plus sujet.

Le traitement des fièvres typhoïdes ne saurait

être convenablement guidé que par des médecins les plus éclairés.

96.

Varices, ou Grosses veines.

On peut retarder ou empêcher l'ulcération,
en lotionnant, chaque jour ou tous les quelques
jours, avec du vin de Roussillon, ou avec un
mélange fait d'une cuillerée d'eau-de-vie camphrée pour deux ou trois cuillerées d'eau.

Lorsque les varices sont ouvertes, qu'il y a
des plaies ou ulcères, voir le chapitre 29.

97.

Verrues.

On pourrait, une ou deux fois par jour, toucher avec le bout d'un brin de bois ou d'un
petit pinceau, l'un ou l'autre légèrement mouillé
d'alcali volatil ou d'acide nitrique.

Chaque fois que l'on vient de mouiller
ainsi, on pourrait poser quelques secondes le
crayon de nitrate d'argent (la pierre infernale).

98.

Vers intestinaux.

Les vers, ces parasites dévastateurs de l'être humain, peuvent compliquer les maladies, les aggraver, les produire, causer une foule de désordres, non-seulement dans les fonctions organiques, mais aussi dans les facultés intellectuelles.

Dans toute affection vermineuse, on peut être assuré que le canal alimentaire est imprégné ou tapissé de saburres, c'est-à-dire d'ordures glaireuses ou autres sucs altérés. — (On sait que les vers ne se plaisent et semblent ne pouvoir vivre que dans l'ordure et la corruption.)

Les principaux symptômes qui annoncent l'existence des vers intestinaux sont une tension du bas-ventre, la diarrhée fréquente, les coliques, les nausées, la bouffissure de la face, le cerne ou cercle livide au pourtour des yeux, les picotements à la luette, la demangeaison au nez. — Les signes qui sont particuliers au ténia, ou ver solitaire, sont la sensation d'un poids ou d'une masse dans l'un ou l'autre côté du ventre, ou d'un corps qui remonterait tout à coup du côté gauche à la gorge et retomberait ensuite ; les fourmillements et engourdissements dans les doigts et les orteils, le manque habituel d'appétit, ou un appétit démesuré et irrégulier.

— Quant aux ascarides, ou petits vers analogues à des fragments de fil blanc, et d'environ un centimètre de longueur, ils annoncent plus particulièrement leur présence par des demangeaisons à l'anus, des envies fréquentes d'aller à la selle, l'irritation aux intestins, laquelle peut aller jusqu'à donner lieu à des syncopes (des défaillances).

MÉDICATION. — Pour tuer les vers des tout petits enfants, les pastilles de santonine sont beaucoup en usage et d'une réputation méritée.

— Pour les enfants comme dans tout autre âge, le principal vermifuge est évidemment le sémen-contra. Si on ne peut avaler cette graine, on pourrait en prendre l'infusion, mais ce liquide non en une seule dose, dans la crainte d'un évanouissement ; et on pourrait aussi employer le sémen-contra appliqué sur le ventre et l'estomac, dans un large cataplasme de farine de graine de lin. — Le calomel est un vermifuge qui, quoique le moins dangereux de tous les médicaments mercuriaux, ne doit point être employé sans l'avis du médecin. — Une heure après tout vermifuge, l'huile de ricin serait utile.

Pour détruire le ver solitaire, on pourrait prendre une infusion de fleurs de kousso (15 à 20 grammes dans 250 grammes d'eau un peu chaude, mais loin d'être bouillante, et qu'on laisse infuser un quart d'heure); boisson que l'on avale tiède, tout d'un trait, le matin à jeun, et n'ayant même rien mangé depuis vers deux à trois heures après midi de la veille. — Un autre remède, plus en usage, ce serait de prendre à jeun, en trois ou quatre reprises, de demi-heure en demi-heure, une décoction que l'on aurait obtenue en faisant bouillir dans cinq verres d'eau, jusqu'à ce qu'il n'en restât plus que trois verres, une quantité de racine de gre-nadier pouvant varier de 40 à 60 grammes, selon l'âge et la force de la personne affectée.

— Une heure après avoir pris l'infusion de kousso ou le dernier verre de la décoction de grenadier, on avale 30 à 50 grammes d'huile de ricin:

N. B. — La raison pour laquelle on met un certain intervalle depuis le vermifuge jusqu'à l'évacuant, c'est que les vers, soit le ténia ou les autres, sont d'autant plus facilement expulsés qu'ils sont déjà descendus dans les intestins, fuyant l'ingrédient qui les terrasse, ou se laissant forcément et insensiblement entraîner.

99.

Vêtements.

Quand le corps humain n'agit pas, sa température est de 37 à 38 degrés centigrades. Les vêtements maintiennent dans tout le corps à peu près le même degré de chaleur.

Les personnes faibles, maigres ou nerveuses; les convalescents, les malades, les abstinents, les gens d'âge : voilà ceux qui ont le plus besoin d'être vêtus chaudement.

Les vêtements de couleur foncée sont généralement les plus chauds.

Quoique la température du corps soit d'un à deux degrés plus basse chez les jeunes enfants que chez l'adolescent, les vêtements chauds et pesants ne conviennent pas en bas âge. Portant de trop grandes quantités de sucs nourriciers vers la circonférence, ces vêtements s'opposeraient au développement des organes.

Pour être en contact avec le corps, le lin et le chanvre sont les meilleurs tissus quand il y a des maladies de la peau. — Le coton conviendrait mieux lorsqu'il y a rhumatisme ou maladie nerveuse. — On ne doit s'asservir à la flanelle que dans les cas de nécessité, vu que l'on ne saurait guère, à la suite, s'affranchir de cet usage sans dangers.

Le lin est le plus froid de tous les tissus ; le poil d'angora est le plus chaud.

La soie, comme mauvais conducteur du calorique, et également de l'électricité, garantit aussi bien du froid qu'elle préserve de la foudre.

Les personnes qui changent souvent la nature de leurs vêtements pendant la même saison, et surtout si c'est dans les contrées où la température est très variable, s'exposent à des disgrâces de santé, lesquelles sont ainsi très fréquentes à Paris. — (Pour tout éviter, il faut tout craindre.)

La gêne ou la rigidité des vêtements, des ceintures, des cravates, des poignets ou des cols de chemises, et jusque des jarretières, peut causer les maux les plus graves. — Si le col ou les poignets de la chemise sont tant soit peu serrés et gênants, il faut au moins les desserrer pour la nuit.

On ne doit souffrir sur son corps, en contact avec la peau, aucun vêtement mouillé ni humide, soit de pluie ou surtout de sueur. Toutefois, si on ne peut changer sur-le-champ tels vêtements, il importe de s'exercer à la marche ou à toute autre action du corps, assez fatigante pour entretenir la chaleur, jusqu'à ce que le changement de linge puisse être effectué.

Les vêtements imprégnés de mauvaise odeur

ne sauraient être mieux désinfectés qu'étant suspendus dans une armoire où il y aurait 50 à 100 grammes de chlorure de chaux sec. — (Les fleurs, le camphre, les essences odorantes, le vinaigre, tout cela répand des odeurs fortes qui masquent les mauvais goûts, en dominant sur eux, mais qui n'ont pas, comme l'ont le chlore et les chlorures, la propriété d'anéantir les émanations putrides, d'en entraver ou en prévenir les effets.)

100.
Vomitifs.

Les deux principaux genres de vomitifs sont l'émétique et l'ipécacuanha. L'émétine est le principe extractif de l'ipéca.

L'émétique est le plus prompt des vomitifs. Mais il agit d'ordinaire trop énergiquement sur les constitutions délicates et nerveuses (en y comprenant tous les enfants).

Pour préparer un vomitif, on met dans une plus ou moins grande tasse d'eau tiède, très peu sucrée ou sans sucre, 8 à 20 décigrammes d'ipéca en poudre, ou 15 à 35 centigrammes d'émétine, ou 5 à 15 centigrammes d'émétique. Cette tasse est distribuée en trois ou quatre verres, à prendre à 10 ou 15 minutes l'un de l'autre.

Pour les jeunes enfants, on donne plutôt le sirop d'ipéca : une cuillerée à café toutes les six à huit minutes, jusqu'à effet vomitif suffisant.

Lorsqu'un vomitif, quel qu'il soit, s'administre en plusieurs doses, et que les vomissements se produisent assez sans que le tout soit employé, on ne doit pas prendre le reste.

Chaque fois que l'on se sent près de vomir, il est très important de boire, quand cela se peut, un demi-verre et jusqu'à un ou deux verres d'eau un peu chaude, sans sucre. Plus on boit, plus on rend complet l'effet du vomitif, plus on évite la brisure ou fatigue générale du corps.

FIN.

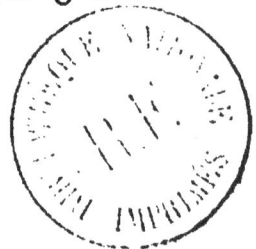

TABLE DES CHAPITRES.

---

1. — Affections ou Maladies chroniques. Altération du
   sang.
2. — Affections nerveuses.
3. — Aigreurs. Indispositions et Maladies d'estómac.
4. — Air respiré.
5. — Aliments.
6. — Alopécie, ou Chute des cheveux.
7. — Antrax, ou Charbon. Pustule maligne.
8. — Apoplexie. Coups de sang.
9. — Asphyxie.
10. — Asthme. Rhume. Toux.
11. — Bains.
12. — Blessures. Meurtrissures. Contusions. Coups.
    Chutes.
13. — Bouche pâteuse ou amère. Langue chargée.
14. — Boutons. Clous. Abcès.
15. — Brûlures.
16. — Camphre. Médicaments camphrés.
17. — Carreau.
18. — Catarrhes.
19. — Cauchemar.
20. — Cérat simple. Cérat saturné. Eau blanche.
21. — Charbon végétal.
22. — Choléra-morbus. Cholérine.

FIN DE LA TABLE.

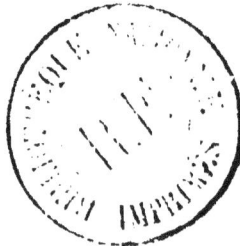

Beançson, imp. Dodivers et C°, Grande-Rue, 87.

www.ingramcontent.com/pod-product-compliance
Lightning Source LLC
Chambersburg PA
CBHW071900200326
41519CB00016B/4471